James McGilvray

Die verlorene Gesundheit – Das verheißene Heil

Mit einem Vorwort
von Jürgen R. Bierich
und Dietrich Rössler

RADIUS BÜCHER

Herausgegeben vom Deutschen Institut für ärztliche Mission, Tübingen

Deutsche Übersetzung: Margret Marquart

CIP-Kurztitelaufnahme der Deutschen Bibliothek

MacGilvray, James:
Die verlorene Gesundheit – das verheissene Heil /
James McGilvray. Mit e. Vorw. von
Jürgen R. Bierach u. Dietrich Rössler. –
Stuttgart : Radius-Verlag, 1982.
(Radius-Bücher)
ISBN 3-87173-628-7

3., 2., 1. Auflage (die letzte Ziffer gilt für diese Ausgabe)

ISBN 3-87173-628-7

Umschlag: Gerhard Schröder (unter Verwendung
eines Fotos von Gunnar Hasselblatt)
Gesamtherstellung: Clausen & Bosse, Leck
Printed in Germany

To Martin Scheel
who made so much of it possible

Ein Vorwort zur deutschen Ausgabe

Dieses Buch formuliert Stellungnahmen in einer Diskussion, die überall in der Welt geführt wird: Über die Krise der Medizin, genauer: Die Krise der westlichen Medizin. Auch in der Bundesrepublik wird diese Diskussion geführt, und zwar in aller Öffentlichkeit und mit großer Resonanz. In ihrem Mittelpunkt stehen hier vor allem die finanziellen Fragen: Ist unser Gesundheitswesen noch finanzierbar? Welche Sparmaßnahmen sind möglich und welche wären nötig?

In der Bundesrepublik gibt es in diesen Fragen scharfe Gegensätze und harte Fronten. Aber hier, wie in manchen anderen westlichen Ländern, herrscht im Grunde Übereinstimmung darin, daß es sich um Steuerungsfragen handelt, nicht aber um Orientierungs- oder Kursprobleme. Man ist sich also darin einig, daß im Grunde oder im Prinzip die Richtung dieser Medizin stimmt, daß also die Fortentwicklung und Weiterbildung der Medizin als Naturwissenschaft und Technik selbstverständlich sein muß, und daß sie deshalb auch als einziges Instrument zur Wahrnehmung von Krankheits- und Gesundheitsfragen in modernen Gesellschaften anzusehen und auszubauen ist. Nun läßt sich schon im Blick auf die Verhältnisse in der Bundesrepublik mit vielen Gründen fragen, ob diese Voraussetzungen alle wohl noch gültig sind und ob nicht unsere Probleme sich bei näherem Hinsehen tatsächlich doch auch als Kurs- und Orientierungsprobleme erweisen. Zieht man aber die Verhältnisse in der gesamten Welt in Betracht, so kann kein Zweifel sein, daß Grund- und Kursfragen für die westliche Medizin und ihre weitere Entwicklung aufgeworfen werden müssen. Etwa 25% der Weltbevölkerung wird überhaupt von der westlichen Medizin versorgt –, kann und soll sie tatsächlich im Weltmaßstab ausgebaut werden? Sind nicht vielleicht ganz andere Formen etwa für eine medizinische Grundversorgung sachgemäßer in Erwägung zu ziehen? Fragen dieser Art sind es, die vor allem im Blick auf die Dritte Welt diskutiert werden, die aber notwendig ihre Auswirkungen auch auf das Leben bei uns haben werden. Was ist Gesundheit? Was ist Krankheit? Was ist unter Heilung zu verstehen? Das vorliegende Buch wirft diese Fragen nicht nur auf, sondern sucht sie auch aus christlicher Verantwortung heraus zu beantworten. Heilung ist mehr als eine nur medizinisch-technische Aufgabe; der die englische Originalausgabe wie ein roter Faden durchziehende Begriff »Health« bedeutet immer zugleich Gesundheit und Heil im höheren Sinne.

Die Grundfragen der Orientierung bringen sich zuerst und vor allem durch Kritik am Bestehenden zur Geltung. Sie kommen in der Diskussion hierzulande nur selten zur Sprache. Man sollte sich trotzdem dadurch nicht abschrecken lassen, die kritischen Fragen zur Kenntnis zu nehmen und zu präzisieren. Die Krise der Medizin kann nicht ohne Kritik – angefangen bei der Krisendeutung – überwunden werden.

J. R. Bierich D. Rössler

Einleitung

über das, was uns um die Medizin besorgt macht und über das, was über die Medizin hinausgeht.

Uns Menschen geht es nicht immer gut. Wir werden krank, wir fühlen uns nicht wohl, wir tun einander oft weh, und wir sind auf Gnade oder Ungnade vielen Mißgeschicken ausgeliefert. Früher oder später sterben wir alle. Eine der großen Bemühungen der Menschheit, die menschlichen Gegebenheiten und Begrenztheiten zu verbessern und menschliches Leid und Leiden zu lindern, ist die Medizin. Den Anspruch auf Offenbarung der Wahrheit über die Gegebenheiten des Menschseins wie auch über die Macht und die Liebe, die befreit und Menschen zur Erfüllung bringt, erhebt das Christentum. So war es selbstverständlich, daß in den Teilen der Welt, die das Christentum zeitweise als wahre Religion und als wahre Quelle der Frohbotschaft für die Menschheit angenommen haben, Christentum und medizinische Praxis immer miteinander zu tun hatten.

Das ging so weit, daß im 19. Jahrhundert, als sich die medizinische Wissenschaft sowie Mittel und Möglichkeiten der Medizin stark entfalteten und als die missionarische Tätigkeit von Europa nach Afrika und Asien sich sehr ausweitete, die ärztliche Mission eine beachtliche Komponente der missionarischen Tätigkeit wurde. Im Namen Christi errichtete sie Hospitäler und machte sich auf, medizinische Versorgung für Bevölkerungsgruppen zu bringen, die unter primitiven Bedingungen mit vielen Krankheiten lebten.

In dem etwas gedämpften Licht der zweiten Hälfte des 20. Jahrhunderts sehen die Dinge nicht so einfach aus. Das Christentum wird beschuldigt, sich in den westlichen Imperialismus verstrickt zu haben, und man kann die Medizin als eine Anhäufung von teuren Technologien sehen, die von Professionellen verwaltet werden, die sich um ihre eigenen Interessen genauso oder vielleicht mehr kümmern als um den

Gesundheitszustand von Gruppen und einzelnen Menschen in der Gesellschaft. Auf jeden Fall wird immer klarer, daß das Christentum eine von mehreren Religionen ist, die in einer Welt überleben, in der Zweifel am Wert von Religion überhaupt wachsen. Es ist auch klar, daß medizinische Dienste sich in eine Richtung entwickelt haben, die sogar in westlichen Industrieländern an finanzielle Grenzen stoßen, ganz zu schweigen von den armen Ländern der Welt, die ja in der Mehrzahl sind.

Doch bleiben menschliches Mißgeschick und Krankheit bestehen, und es gibt unter uns Menschen, die davon überzeugt bleiben, daß der Gott, von dem das Christentum spricht, der wahrhaft lebendige Gott ist, der den Menschen Hoffnung und Erfüllung anbietet (wenn auch Christen gefehlt haben und noch immer nicht vermögen, in Wahrheit und Vollmacht auf diesen Gott zu verweisen). Wir glauben auch, daß die Medizin im Grunde eine wertvolle Tradition von Wissenschaft und Dienst zum Wohl des Menschen darstellt (wie oft auch Wissenschaft und Dienst sich immer wieder in Götzendienst und Egoismus verkehrt haben mögen).

Das vorliegende Buch berichtet von einer Reihe von Leuten, die – sowohl dem Christentum als auch der Medizin verpflichtet – versucht haben, der heutigen Realität, die Medizin und Christentum in Frage stellt, zu begegnen. Die Fragen, die gestellt werden, die Kritik, der man sich stellen muß, und die Probleme, die gelöst werden müssen, werden im Verlauf des Berichts ersichtlich. Im Vorwort soll lediglich darauf verwiesen werden, daß die beschriebene Suche von der Überzeugung ausging und in Gang gehalten wird, daß die Wahrheit in der christlichen Frohbotschaft liegt.

Die scharfe Kritik an der medizinischen Praxis, an der Art und Weise der Gesundheitsversorgung und den Institutionen der christlichen Kirchen könnte manchen Lesern vornehmlich negativ erscheinen. Aber letztlich ist es nicht negativ, wenn man sich der Kritik stellt, die einem vom Druck der Ereignisse und von vertieften Einsichten aufgezwungen wird. Auf jeden Fall bedeutet in christlicher Perspektive die Fähigkeit, sich berechtigter Kritik zu stellen, immer auch, daß man Hinweise auf die Richtung notwendigen Wandels erhält, durch den positive Möglichkeiten der Personen oder Institutionen, denen die Kritik gilt, wiederhergestellt, erneuert und wahrhaftig vermehrt werden. Man kann wohl sagen, daß heute weder die christlich-ärztliche Mission noch die säkularen Gesundheitsdienste besonders beeindruckende Leistungen aufzuweisen haben, gemessen an dem, was sie selbst sich vorgenommen haben und an dem, was die, die Medizin praktizieren, als Notwendigkeit ansehen. Christen können kaum für sich in Anspruch nehmen, daß ihre Verkündigung des Evangeliums so wirksam ist, wie sie es sich eigentlich wünschen. Auch kann man kaum behaupten, daß Gesundheitsdienste irgendwo in der Welt so sind, wie jede human denkende und empfindende Person es sich wünschen müßte angesichts der offensichtlichen Nöte von Kranken, Behinderten und anderen, die Gesundheit suchen.

So müssen wir als Menschen, die Glaube, Hoffnung und Mitgefühl haben, uns auf die Suche begeben. Es ist dies die Suche nach neuen Möglichkeiten, praktikable, hoffnungsvolle und immer neue Antworten zu geben auf die Erscheinungsformen und Erfahrungen menschlicher Krankheit und menschlichen Leids. Für den Christen und für den, der im Christentum Werte sieht und der eine neue Vision dessen hat, was Christsein wirklich ist und worauf es hingewiesen hat oder hinweist, ist die Suche zugleich ein Suchen nach erneuertem und wirkungsvollem Verstehen der Gegenwart Gottes und dessen, was er uns durch eine erneuerte und mit Leben erfüllte Gemeinschaft oder Kirche anbietet. So wird man in dem nachfolgenden Bericht selbstverständlich verschiedene Linien und Ebenen angesprochen finden: zum einen die Suche nach wirksameren Möglichkeiten, Gemeinschaften und Gruppen mit Gesundheitsdiensten zu versehen; daneben wird nach wirksamen Möglichkeiten, das Evangelium heute zu verstehen und mitzuteilen, gefragt. Schließlich geht es um die Suche nach neuen Formen, wie wir »Kirche-Sein« ausdrücken können und wie wir Kirche darstellen, wo wir leben und dienen – auch im weltweiten Zeugnis.

Auf der ganzen Welt wird heute enorm viel an Mitteln und Erwartungen in die Bereitstellung von Gesundheitsdiensten investiert, die zunehmend oder ganz vom Staat finanziert werden. Es hat den Anschein, daß dort, wo Menschen so etwas wie »Heil« oder Befreiung von Übel und Krankheit suchen, sie das am ehesten von Ärzten und der Medizin erwarten. Wenn man Unbehagen spürt oder eine Krankheit vermutet, dann ist die große Hoffnung, daß man einen Arzt zu Rate ziehen kann. Wenigstens in der westlichen Gesellschaft kann man, wenn man nicht zurechtkommt oder nur einfach einmal frei haben will, den Arzt aufsuchen und um einen Krankenschein bitten, der einen berechtigt, aus dem »normalen« Lebenslauf auszusteigen. Wenn der

Lebensstil die Ursache eines Herzinfarktes ist, weil man zu eilig unterwegs ist oder zu wenig zu Fuß geht, oder wenn man einen Unfall erleidet, weil man zu unvorsichtig fährt, oder wenn man Bluthochdruck bekommt, weil man übergewichtig ist und zuviel trinkt, dann verläßt man sich auf das Krankenhaus als Rettungsmittel und auf Medikamente, die einen weiter in Betrieb halten. In weniger reichen Ländern kann das wenige Geld leicht in die teureren Formen der Medizintechnik gehen, auf Kosten einfacher Maßnahmen zur Hilfe für die Mehrheit der Bevölkerung, die mit sehr geringen Mitteln auskommen muß.

Alle Investitionen in Medizin und in bestimmte Formen von Gesundheitsversorgung machen klar, in was die Gesellschaft, in der wir leben, ihre Hoffnung und ihr Vertrauen setzt (»Wo dein Schatz ist, da ist auch dein Herz«). Aber dieses Vertrauen ist wahrhaftig am falschen Platz. Nicht nur kann ein Gesundheitsdienst die wachsenden Anforderungen an Behandlung nicht leisten, sondern Ärzte sind auch Gefangene der Erwartungen, die sie nicht erfüllen können. Es gibt noch ein tieferes Anliegen, das man sehen muß: In unseren Gesellschaften scheint jeder Glaube verlorengegangen zu sein an Möglichkeiten und Mächte, die über menschliche Kraft hinausgehen oder tief im Menschen selbst liegen. Statt dessen setzen wir unsere ganzen Hoffnungen auf technische und wissenschaftliche Lösungen, die »man« bereitstellt. Es gibt also ein weitverbreitetes Einverständnis mit einer götzenhaften Verehrung der Medizin. Weil man glaubt, daß man sich nirgendwo anders hinwenden kann, investiert man alles in die wissenschaftliche, sozial organisierte Medizin und hofft, daß Krankheit verhindert und Wohlsein gefördert werden kann. Das wirkliche und potentielle Gut der Medizin, Leiden zu lindern und Menschen zu helfen, die Fähigkeit zurückzugewinnen, ihre eigene Gesundheit zu suchen, sind mißverstanden und einem Gott ähnlich mit Größe versehen worden, wobei der Medizin das Monopol für unsere Hoffnungen und Vorstellungen über Gesundheit zugesprochen wurde. So wird der Versuch, das rechte Verständnis von Gesundheit und einen kreativen persönlichen Einsatz für das, was Gesundheit bedeutet, zu fördern, ein Teil der Verkündigung der Frohbotschaft und des Zeugnisses für Gott und seine Macht; er wird aber auch ein Teil einer Befreiung der Menschen von falschen Hoffnungen und Abhängigkeiten. Denn all das hat zu tun mit der Bekehrung des Menschen von falschen Göttern zu dem wahren Gott und damit, daß Menschen von falschen Abhängigkeiten frei werden, indem gesundmachende Verhältnisse entwickelt werden. Die Weise, in der

Menschen nach Gesundheit suchen, ist tief symptomatisch für das, was sie aus dem Leben machen und was das Leben aus ihnen macht.

Deshalb können wir unsere Haltung der Gesundheit gegenüber nicht von unserer Einstellung gegenüber dem Leben trennen. Darum kann man und darf man Gesundheit nicht in eine Definition zwängen. Wie das Leben ist sie eine offene und bis jetzt nicht zu definierende, weil bis jetzt unerfüllte Möglichkeit. Wenigstens können und müssen wir das sagen, wenn wir auf den Gott sehen, der den Christen in Jesus offenbar wurde als Quelle, Erlösung und Erfüllung des Lebens. Gesundheit ist das, was unsere Freude ausmacht auf dem Weg zu dem, was Gott für uns bereitet an vollendeter Freude, wenn wir mit ihm in dieser Vorbereitung mitarbeiten. Es ist auch das, was unsere Freude sein wird, wenn alles bereitet und vorhanden ist, wenn das Reich Gottes erfüllt ist. »Gesundheit« ist daher ein Wert und eine Vision, die immer wieder neu auf die Erde gebracht und in Relation stehen muß zu einer Verheißung, einem Ziel und einer Hoffnung, die vor uns und über uns liegen.

Worte wie »gesund« und »Heilung« und das, was sie an Urteil beinhalten zusammen mit den Aktivitäten, die sie verkörpern, müssen strikt als abhängig und begrenzt verstanden werden von dem je eigenen Kontext, in dem sie stehen. Eine »Heilung« zum Beispiel bezieht sich auf das Überwinden einer Verletzung oder einer Wunde in einem Körper oder die Behebung einer Störung einer Beziehung oder eines Fehlers in einem Plan. Etwas ist »gesund«, wenn es nach seinem Plan und seiner Möglichkeit entsprechend funktioniert. Ob dann die Heilung oder der gesunde Ablauf von Funktionen ein Ausdruck von »Gesundheit« ist und dazu beiträgt, ist eine andere Frage. Heilung ist wahrscheinlich meistens die Entfernung von etwas, das uns hindert, zu guter Gesundheit beizutragen und sich an ihr zu erfreuen. Gesundes Ablaufen von Funktionen ist wahrscheinlich meistens die Fähigkeit, zu Gesundheit beizutragen, weitere Möglichkeiten und Beziehungen zu schaffen, auf die man in rechter Weise reagieren kann. Eine solche Auffassung macht weiter den Weg frei, Krankheit anzunehmen und damit zu leben, wo sie unbeeinflußbar erscheint, Leiden anzunehmen, wo es unabwendbar ist oder es solange wie nötig zu tragen; Grenzen anzunehmen, die jede gesunde Episode nur zu einer Episode machen, und schließlich auch den Tod anzunehmen. Eigentlich ist Gesundheit nie erreicht, sie muß immer angestrebt und gesucht werden in immer sich weitenden Kreisen, man kann sich ihrer oft, aber immer nur vorübergehend, erfreuen. Vom Standpunkt des Glaubens wird Gesundheit wohl am besten als endzeitliches Ereignis verstanden. Es ist das, was Gott uns am Ende anbietet und versprochen hat und was jetzt als Vorgeschmack und als Ziel und Ideal vorhanden ist, welches unser gegenwärtiges Handeln und unsere Strukturen richtet und uns zugleich zu »gesünderen« Antworten bewegt und uns aus der Suche nach Gesundheit und aus der Freude an Gesundheit nicht entläßt.

So ist die Suche, von der in diesem Buch gesprochen wird, unbeendet, und das muß so sein. Um was das Mühen hier geht, das sind praktische und am jeweiligen Ort erreichbare Möglichkeiten, Gesundheitsdienste den leidenden Menschen umfassender und direkter zur Verfügung zu stellen und zugleich eine Vision von Möglichkeiten zu entwikkeln und anzubieten, die uns alle Wege eröffnet – weit über die Angebote und Mißerfolge der Medizin hinaus.

Leeds, Juli 1981 *David Jenkins*

Zu diesem Buch

Das Buch beschreibt nur ein Segment der Suche. Die Auswahl wurde bestimmt von der Erfahrung einer Gruppe von Leuten, die auf verschiedene Weise mit der Förderung von Gesundheit und/oder der Praxis von Medizin zu tun hatten und die zu verschiedenen Zeiten zusammenkamen. Ihr christliches Engagement und der Wunsch, das Verhältnis von Gesundheit, Ganzheit und Heil besser zu verstehen, bestimmte sie und die Frage, was dieses Verständnis – wie vorläufig auch immer es sei – den Kirchen in ihrer ärztlichen Missionsarbeit zu sagen hat. Für einige von ihnen wurde die Suche nach der Bedeutung von Gesundheit angeregt durch ihre Beteiligung bei der Untersuchung des Beitrags der westlichen Medizin zur Gesundheitsversorgung der Bevölkerung in Entwicklungsländern. Es begann mit Evaluierungen von kirchlich-medizinischen Programmen in verschiedenen afrikanischen und asiatischen Ländern. Die Wirksamkeit der Programme in bezug auf Gesundheitsbedürfnisse der Menschen sollte festgestellt werden und auch, ob sie der rechte Ausdruck von christlich heilendem Dienst seien. Es lagen keine fertigen Kriterien für solche Untersuchungen vor, und was hier vorgelegt wird, ist ein Versuch, die kontinuierliche Suche nach solchen Kriterien zu beschreiben. Aus den Untersuchungen ergab sich, daß die Kirchen ihr Bemühen auf den Bau und die Versorgung von Hospitälern und klinik-orientierten kurativen Diensten mit einem entsprechend begrenzten Einfluß auf die Gesundheitsprobleme konzentriert hatten. Es waren dadurch im wesentlichen »Reparaturmöglichkeiten« vorhanden, die – wenn überhaupt – doch sehr wenig dazu beitragen konnten, Krankheitsursachen zu beseitigen oder Gesundheit zu fördern und zu erhalten. Sie waren zwar notwendige Komponenten eines medizinischen Versorgungssystems, aber ihre Bedeutung wurde gemindert, weil andere Seiten des Gesundheitssystems nicht oder kaum vorhanden waren, wie zum Beispiel ein öffentliches Gesundheitswesen, Basisgesundheitsdienste usw. Auch waren die laufenden Kosten im Verhältnis zu den vorhandenen Mitteln so hoch, daß die Möglichkeit, Basisgesundheitsbedürfnisse zu befriedigen, ausgeschlossen war.

Außerdem erreichten die kirchlichen Institutionen zusammen mit allen anderen Einrichtungen westlicher Medizin nur 20 % der Bevölkerung dieser Länder, so daß 80%, und das waren gewöhnlich die Ärmsten und Bedürftigsten, von Gesundheitsdiensten ausgeschlossen waren – außer von traditionellen Behandlungsformen, wo diese vorhanden waren. Es wurde auch offensichtlich, daß die sogenannten »Wunder« der modernen Technologien nichts mit den allgemeinen Verbesserungen der Gesundheit zu tun hatten, wenngleich sie durch ihre verführerischen Versprechen den Löwenanteil der sehr geringen Mittel forderten und auch bekamen. Diese Ergebnisse waren zunächst eine Überraschung für die Untersucher, und sie waren bedrückt, daß so viel guter Wille und Engagement durch Übertragung des westlichen Medizinsystems (»Medical Model«) in die falsche Richtung ging. Dann aber führten die Ergebnisse zu einer näheren Betrachtung dieses Systems und Modells.

Das offensichtliche Mißverhältnis zwischen denen, die medizinische Hilfe erhielten, und denen, für die sie unzugänglich ist, war eine kritische Anfrage an den Vorrang der individuellen Betreuung, wie sie lange von der westlichen Medizin praktiziert wurde. Das menschliche Leben hat sowohl eine soziale Dimension wie auch eine persönliche Mitte, und da die Medizin person-orientiert und nicht krankheits-orientiert sein muß, kann sie es sich nicht leisten, die sozialen Beziehungen und Belastungen, die die Person formen, außer acht zu lassen. Dieses führte zur Formulierung von Gemeinschaftsbezogener Medizin (Community Medicine) – einem System, das die Hilfsmöglichkeiten medizinischer Betreuung in annehmbarer Weise möglichst vielen Menschen zugute kommen lassen sollte. Etwas später wurde dieses System weiter so verändert, daß die ungleiche Beziehung zwischen Professionellen und denen, die unter der Bürde der Krankheit leiden, korrigiert wurde, so daß die Betroffenen ganz und gar an der Entwicklung des Gesundheitssystems ebenso wie an der Planung und Durchführung therapeutischer Interventionen teilnehmen konnten.

Diese und andere Entdeckungen sind in dem Buch beschrieben. Es wäre nie geschrieben worden ohne die Ermutigung all derer, die an den Tübinger Studien beteiligt waren; besonders Dr. Martin Scheel und Prof. David E. Jenkins. Schließlich möchte ich besonders Helga Füllner danken für alle Mühe, die sie mit der Übertragung der Tonbänder hatte.

Tübingen, März 1981 *James McGilvray*

Kapitel 1

Die Beteiligung der Kirchen an der Gesundheitsversorgung und die damit verbundenen Probleme

Die Kirchen, als organisierter und sichtbarer Ausdruck christlicher Nachfolge, hatten immer einige Schwierigkeiten, wenn es darum ging, wie sie auf den Auftrag ihres Herrn, zu heilen, adäquat antworten sollten. Im Gegensatz zu den anderen Aufträgen (zu predigen und zu taufen), deren Ausführung keine Probleme darstellten, hat der Auftrag zu heilen immer einige Verwirrung gestiftet. Die Wunderheilungen des Neuen Testamentes waren so sehr ein Teil von Christi Amt und auch dem der Apostel, daß die Kirche es immer schwierig fand, zu klären, warum dieses Charisma im 2. Jahrhundert offenbar dahinschwand. Die Verwirrung kommt zutage in den verschiedenen Gruppen, die behaupten, ein besonderes Verständnis zu haben von dem, was sie für das einzigartige Ministerium des Heilens der Kirche halten. So gibt es Gesundbeter und Glaubensheiler und die, die dem Rat des Jakobus folgen bezüglich Krankensalbung und Handauflegung. Es gibt auch noch andere, die besondere Orden und Gesellschaften gegründet haben oder ihnen angehören, um ihren Glauben zu praktizieren, daß den Sakramenten, besonders dem Abendmahl, eine einzigartige heilende Kraft innewohnt. Die Mehrheit jedoch hat ihre Antwort auf den Auftrag zu heilen so interpretiert, daß sie Hospitäler und Kliniken baute und unterhielt, um so den Kranken zu helfen, besonders in Situationen, wo eine solche Versorgung nicht vorhanden war. Dies war besonders der Fall bei der ärztlich-missionarischen Tätigkeit der Kirchen in den sogenannten Entwicklungsländern, wobei nicht zu übersehen ist, daß es auch in manchen europäischen Ländern und in Nordamerika noch viele kirchliche Hospitäler gibt. Aus mancherlei Gründen gab es wegen der Gründung und Unterhaltung dieser Institutionen durch die Kirchen weniger Fragen als wegen jenen in der Dritten Welt.

Die christliche Kirche hat wahrscheinlich eine längere geschichtliche Beteiligung an Gesundheitsfürsorge als jede andere Organisation. Dies nicht nur, weil ihr Gründer so sehr mit der Ausübung heilenden Dienstes beschäftigt war, sondern auch, weil immer eine sehr enge Beziehung bestanden hatte zwischen dem Glauben des Menschen und seiner Sorge um Gesundheit. Das Wort ›Health‹ (Gesundheit) hat seinen Ursprung in dem angelsächsischen Wort HAL, einem Wort, das zu den Worten ›Whole‹ (ganz) und ›Holy‹ (heilig) in Beziehung steht. In sogenannten primitiven Religionen wurden viele Riten entwickelt, die den Menschen gegen Krankheit schützen sollten. Da das Wissen um Naturgesetze mangelhaft war, hatte man angenommen, daß der Einfluß der Natur auf die Person und den Volksstamm zwischen Zorn und Wohlwollen schwankte. Es war deshalb nötig, die Götter zu besänftigen, die die Stimmungsschwankungen der Natur zu kontrollieren schienen, um sich so des Wohlwollens der Natur zu versichern. Diese Funktion wurde von Priestern und oft von Königen wahrgenommen. Kein Wunder, daß eine Person, die mit solchen Mächten ausgestattet ist oder wenigstens die Fähigkeit hat, andere davon zu überzeugen, daß sie sie hat, in einer Gemeinschaft und in der Nation eine besondere Stellung einnimmt. Noch im 17. Jahrhundert bestand in Europa der Begriff des Priester-Königs. Er war Teil der Lehre des Gottesgnadentums; darum ging man oft zu den Königen, damit sie die »königliche Handauflegung« ausübten, um Krankheiten zu heilen.[1]

Als das Phänomen der Wunderheilung seltener wurde, sorgte die Kirche für Einrichtungen, in denen Kranke und Alte versorgt werden konnten. So entstand das, was wir heute Hospitäler und Hospize nennen. Der Erlaß des Kaisers Konstantin im Jahre 335 zog die offizielle Anerkennung von der Äskulapia zurück, die sowohl als Tempel als auch als Zuflucht für die Kranken gedient hatte. Sie wurden jetzt ersetzt durch die Hospitäler, die von frommen und reichen Christen errichtet wurden. So hat Justitian im Jahre 369 das große Hospital St. Basil in Cäsarea gegründet. Im nächsten Jahr wurde ein christliches Hospital in Konstantinopel gebaut, in dem zwei Diakonissen die Kranken pflegten. Fabiola, eine reiche römische Dame, stiftete im Jahre 390 in Rom der Kirche ein Hospital, und um die gleiche Zeit wurden in Odessa, Hippo und Ephesus Hospitäler gegründet.

Im Jahre 500 hatten die meisten Städte des Römischen Reiches solche Institutionen; aber schon damals wurden die medizinischen Vorschriften und das Wissen von Hippokrates und anderen früheren griechischen Ärzten wegen ihres »heidnischen« Ursprungs verworfen, dafür wurden Mystik und religiöse Sitten bedeutsamer. Es liegen uns nicht viele Berichte über die Errichtung von Hospitälern in folgenden Jahrhunderten vor, und der Verdacht liegt nahe, daß es sich in Wirklichkeit um Armenhäuser handelte, in denen die Kranken ebenso wie Arme und Obdachlose untergebracht wurden. Es liegen aber Berichte vor über die Errichtung des »Hotel Dieu« in Lyon im Jahre 542 und das bekanntere »Hotel Dieu« in Paris, das von Bischof Landry im Jahre 660 gebaut wurde. Die letztere Anstalt hat, obwohl sie ein paarmal an verschiedenen Orten wieder aufgebaut wurde, seit der Gründung ununterbrochen ihren Dienst versehen.

Im Mittelalter scheint man sich mehr um die Seele als um den Leib gekümmert zu haben. Es wurde keine Chirurgie praktiziert, da ein Eingriff in den menschlichen Körper als Sakrileg angesehen wurde, weil der menschliche Leib nach Gottes Bild geschaffen war. Dies war die Epoche, in der religiöse Orden »Hospitien« gründeten, die meist neben dem Kloster errichtet wurden und müden Reisenden und Pilgern Nahrung und Unterkunft boten. Die Hospitalbewegung wuchs dann schneller während der Kreuzzüge, die 1096 begannen; wahrscheinlich war die Hauptantriebskraft der Selbsterhaltungstrieb der Kreuzfahrer, da an Pest und anderen Krankheiten mehr von ihnen starben als durch das Schwert der Sarazenen. So entstanden Orden für Militärhospitäler, um für kranke und erschöpfte Kreuzfahrer an den Heerstraßen Unterkunft zu schaffen. Eine Gruppe von Kreuzfahrern gründete den Orden des Heiligen Johannes (Johanniter), der im Jahre 1099 in Palästina ein 2000-Betten-Hospital errichtete. Dieser Orden besteht bis zum heutigen Tag. Im 12. Jahrhundert gab es in England eine große Bewegung für die Errichtung von Hospitälern. St. Bartholomew's Hospital in London wurde 1137 errichtet, St. Thomas im Jahre 1207 und St. Mary's of Bethlehem im Jahre 1247. Diese waren alle etwa so konzipiert, wie die Hospitäler, die wir heute kennen: zur Pflege kranker Menschen. Sie waren nicht mehr Armenhäuser, Ruheplatz für müde Reisende und Krankenstation zugleich. St. Mary of Bethlehem war das erste englische Hospital, das nur für psychisch Kranke benutzt wurde. Diese Institution, deren Name in Beddelem gekürzt wurde und später in Bedlam, war so bekannt, daß daraus ein neues englisches Wort entstand.

Obgleich die Kirche bei Errichtung und Unterhaltung der Hospitäler Pionierarbeit leistete, hat sie selten darauf bestanden, daß die Weiterführung dieser Einrichtungen ihre alleinige Verantwortung ist. Die Mehrheit der Institutionen wurde von säkularen Organisationen oder vom Staat übernommen, als man sich darüber klar wurde, daß die Pflege und Behandlung von Kranken zur Verantwortung der öffentlichen Hand gehörten. Die religiösen Orden und Gemeinschaften, die noch Krankenhäuser in den Industrieländern unterhalten, sehen diese als Möglichkeit, ihre Konzepte von Nächstenliebe und diakonischem Dienst zu praktizieren; aber die Zahl solcher Häuser wird ständig kleiner. Die überwiegende Mehrzahl der Hospitäler, die heute direkt mit der Kirche verbunden sind, entstanden aufgrund missionarischer Tätigkeit, die im ersten Teil des 19. Jahrhunderts begann. Im Jahre 1910 gab es 2100 Hospitäler und doppelt so viele Kliniken, die von Missionswerken der protestantischen Kirchen unterhalten wurden. Die katholische Kirche begann später mit der ärztlichen Mission, aber überholte die Protestanten sehr schnell sowohl in der Anzahl der Institutionen als auch des ausländischen Personals. Die Orthodoxen Kirchen haben nur sehr wenige medizinische Institutionen gegründet; ihr Interesse auf dem Gebiet des Heilens hat sich weitgehend auf das Sakrament der Krankensalbung beschränkt.

Die ersten Missionsärzte wurden sehr gefordert durch den Bedarf an Chirurgie, denn auf diesem Gebiet war das heimische Gesundheitssystem am bedürftigsten. Im Jahre 1870 begannen die Missionswerke in Europa und Nordamerika verstärkt, um Krankenschwestern für den Dienst in Übersee zu werben. Diese demonstrierten eine Qualität von Pflege und Mitsorge, die dort bislang ausschließlich im unmittelbaren Familienkreis bekannt gewesen war. Diese Krankenschwestern waren Pioniere der Ausbildung von Einheimischen und erreichten allmählich eine Qualität von Pflegedienst, der die kulturellen Vorurteile gegenüber dem Beruf überwinden half. Früher war z. B. in Indien die Krankenschwester viel weniger angesehen als der Hilfsarbeiter oder der Straßenkehrer, und keine Familie, die Respekt hatte vor sich selbst, hätte gewünscht, daß ihre Töchter diesen Beruf ausüben. Noch bis in die 40er Jahre waren 80 % der Pflegerinnen in Indien christliche Mädchen, die in kirchlichen Institutionen ausgebildet wurden. Heute ist diese Zahl wesentlich geringer, aber es brauchte beinahe 100 Jahre, um die Vorurteile zu überwinden.

Während der letzten 40 Jahre nahm die Zahl der kirchlichen Hospitäler und medizinischen Programme in der ganzen Welt ständig ab. Teilweise geschah dies wegen der wachsenden finanziellen Belastungen für den Unterhalt dieser Institutionen und teilweise, weil die staatlichen Institutionen und Gesundheitsdienste zunahmen. Kuweit ist dafür ein sehr treffendes Beispiel. Im Jahre 1949 gab es in Kuweit nur ein Hospital mit 4 Ärzten von der reformierten Kirche in Amerika. Im Jahre 1967 gab es 16 Hospitäler und 189 Kliniken mit mehr als 500 Ärzten. Das Verhältnis von Betten und Ärzten zur Bevölkerung war das höchste in der Welt, und alles war völlig kostenfrei. Das Missionshospital hatte für seine Dienste Gebühren erhoben und konnte in dieser Situation nicht länger bestehen. Es wurde von der Regierung gekauft; das Personal wurde gebeten zu bleiben.

In den frühen 50er Jahren gab es eine drastische Kostensteigerung für die medizinische Versorgung, als die mikrobiologische und technologische Revolution in der Medizin nicht nur die Möglichkeiten der Behandlung erweiterten und damit eine Heilung in vielen Fällen ermöglichte, die früher für unheilbar galten, sondern auch teure Apparate sowohl für die Diagnose als auch für die Therapie notwendig machte sowie auch besser ausgebildetes Personal. Die kirchlichen Institutionen konnten und wollten die Auswirkungen dieser dramatischen Fortschritte in der medizinischen Wissenschaft nicht einfach übergehen; sie gerieten aber zunehmend unter Konkurrenzdruck, da die säkularen Institutionen an Zahl immer mehr zunahmen. Zusätzlich wirkte es sich für sie nachteilig aus, daß sie für ihre Dienste Gebühren verlangen mußten, während Regierungshospitäler stark subventioniert wurden und eine scheinbare Gebührenfreiheit der Behandlungen anbieten konnten. In vielen afrikanischen Ländern boten die Regierungen den kirchlichen Hospitälern eine geringe finanzielle Unterstützung an, während das in den asiatischen Ländern nie der Fall war.

Eine sehr schwerwiegende Auswirkung der höheren Betriebskosten in Programmen, die Bezahlung für Dienste fordern mußten, war die, daß man den Armen weniger helfen konnte. Die Missionsgesellschaften konnten das Defizit der Kosten nicht mehr decken, und deshalb mußten die Gebühren erhöht werden. Man erhoffte sich davon so hohe Einkünfte, daß man damit auch die Armen frei behandeln könnte. Aber auch hier zeigten sich Grenzen; das Personal machte sich oft große Sorgen, weil es auf der einen Seite seinen christlichen Auftrag, den Armen zu dienen, ernst nehmen wollte, aber durch die Umstände gezwungen war, für die Reichen zu arbeiten, um den Armen zu helfen, und auch das wurde weniger.

Ein anderer beunruhigender Faktor war der, daß die Kostenexplosion in den Zeitraum fiel, in dem die Verantwortung für diese medizinischen Institutionen von den Missionsgesellschaften an die einheimischen Kirchen überging, die selbst aus der missionarischen Tätigkeit hervorgegangen waren. Dieser Prozeß war mit viel Rhetorik verbunden über Selbstverwaltung, Autonomie und sich selbst verbreitende Kirchen. Die wirtschaftlichen Realitäten der Situation wurden dabei nicht ernst genommen, und es kam deshalb zu vielen Störungen in einer Beziehung, die man mit viel Optimismus »Partnerschaft in der Mission« nannte. Der Prozeß der Übergabe vollzog sich meist in einer euphorischen Atmosphäre, und nur wenige der überseeischen Kirchen hatten eine Vorstellung von der finanziellen und administrativen Last, die sie auf sich nahmen. Auch die verantwortlichen Missionsleute waren nicht in der Lage zu helfen, weil sie nur selten Erfahrung mit Verwaltung und Finanzierung medizinischer Dienste hatten. Das Ergebnis war, daß die Führung der Kirchen im Erbe der Krankenhäuser ein Prestige für eine Minderheit sahen: freie Behandlung für die Mitglieder der Kirche und dazu noch Arbeitsplätze.

Die Ausweitung der säkularen medizinischen Dienste, die rasch anwachsenden laufenden Kosten und das Problem der unterstützenden Beziehungen (zu den Muttergesellschaften) – alle diese Faktoren zusammen führten zur Frage nach der eigentlichen Bedeutung der christlich-medizinischen Programme und zur Suche nach einem »authentischen« Ausdruck von Gesundheit und Heilung, der der Schrift gerecht würde. Die Tatsache, daß dieses Fragen und Suchen beinahe ausschließlich westlichen Ursprung hatte, führte zu vielen Mißverständnissen bei den nationalen Kirchen, denen diese Institutionen jetzt »gehörten«. Sie meinten, sie müßten wenigstens aus ihren eigenen Fehlern lernen dürfen, wie es die Europäer offensichtlich jetzt taten, wo sie ihre Einrichtungen an andere übergaben. Vielleicht war der Zeitpunkt nicht gerade günstig gewählt; es war aber absolut notwendig, die Frage zu stellen, worin die »christlichen« medizinischen Programme ihre Besonderheit hatten. Unterschieden sich diese christlichen Hospitäler von anderen – und wenn ja, wie? Hat christliches Personal in einem kirchlichen Krankenhaus eine andere Aufgabe als Personal in einem säkularen Haus? Wem immer diese Hospitäler gehörten, die Technik der Behandlung und Pflege war doch überall gleich, und das Personal wurde nach dem gleichen Lehrplan ausgebildet. Was war also der Unterschied?

Wenn man Artikel durchsieht, die in dem ›Journal of the Christian Medical Association of India‹ zwischen 1955 und 1965 erschienen sind, findet man immer wieder den Versuch, Antworten auf diese Fragen zu finden. Bei der Suche nach einer Rechtfertigung für das kirchliche Hospital wurde argumentiert, es sei eine Möglichkeit für die Evangelisation: »Das erste Ziel aller kirchlichen Hospitäler ist es, die Welt mit Jesus Christus, dem Herrn und Erlöser, zu konfrontieren.«[2] Manchmal meinte man auch, das Hospital stelle eine einzigartige Gelegenheit für die Evangelisation dar, da die Zuhörer nicht weglaufen können! Glücklicherweise war das nur die Meinung einer Minderheit. Einige Institutionen jedoch benutzten öffentliche Medien, um Gebete und Predigten in Krankenzimmer zu übertragen, und die Patienten hatten kaum eine andere Wahl als zuzuhören. Andere versuchten es mit dem, was sie als Besonderheit des christlichen Verständnisses von Medizin sahen, nämlich dem ›ganzen Menschen‹ an Leib, Geist und Seele zu dienen; aber was dies war, wurde nie klar zum Ausdruck gebracht. Es ist interessant, daß die Frage, was einen christlichen Gesundheitsarbeiter von anderen unterscheidet, sich fast immer mit dem Arzt befaßt; Krankenschwestern und anderes Pflegepersonal werden nur selten erwähnt. »Der Missionsarzt ist nach der Definition sowohl Arzt als auch Missionar. Die eigentliche Motivation für einen Arzt, der dem Ruf folgt, im Ausland zu dienen, ist der Drang, das Evangelium denen zu bringen, die in der Dunkelheit des Heidentums leben. Natürlich haben Ärzte viele Motive für soziale Verbesserungen, um so Leiden und Schmerzen zu lindern. Das aber ist keine christliche Motivation. Diese opferbereiten freiwilligen Mediziner sind keine Missionare.«[3]

Wenn wir zurückblicken, sieht es so aus, als ob wir damals einige Schwierigkeiten hatten, unseren Standpunkt zu verdeutlichen, und es fiel uns schwer, daß wir rechtfertigen sollten, was uns ein selbstverständlicher Dienst im Namen Christi war. Der Autor schließt sich hier ein, da er sich mitschuldig fühlt, weil auch er solche Worte und unzureichenden Definitionen gebraucht hat. Auch heute weiß er nicht sicher, ob sich das gebessert hat! Wenn man darüber nachdenkt, so ist es eine befremdende Vorstellung, daß alle heimischen Ärzte und Schwestern, die Christen waren, als Missionare bei ihren Leuten wirken sollten, wo doch auch der »fremde« Missionar nur einen ganz kleinen Teil seiner Gemeinde im eigenen Land repräsentierte. Manche Verwirrung entstand durch Argumente, die christliche Universitäten rechtfertigen sollten, für die immer mehr Geld von Übersee gebraucht wurde. Man war enttäuscht, wenn Graduierte den Erwartungen nicht nachkamen. »Wahrscheinlich gibt es eine fast ausreichende Zahl christlicher Ärzte, aber viele Hospitäler können einen Arzt nur ein oder zwei Jahre nach dem Examen halten. Danach geht er weg, um weiter zu studieren, einen Posten bei der Regierung anzunehmen oder um eine Privatpraxis anzufangen. Man muß sich der Tatsache stellen, daß viele junge Graduierte noch immer bezweifeln, daß sie in christlichen Krankenhäusern vorwärts kommen.«[4]

Niemand scheint die Bedeutung von christlich-medizinischem Dienst in Leprastationen in Frage zu stellen oder in abgelegenen Gegenden, wo andere medizinische Fachkräfte nicht arbeiten wollen. Kann man aber daraus schließen, daß es Aufgabe der Kirchen ist, durch die Einrichtung von Gesundheitsdiensten Not beseitigen zu helfen und dabei eine Pionierrolle zu übernehmen, wo andere Möglichkeiten nicht vorhanden sind, daß sie sich aber zurückziehen sollten, sobald säkulare Organisationen in der Lage und fähig sind, Verantwortung zu übernehmen? Anscheinend war dies der historische Ablauf im Westen, der sich nun in den Ländern der jungen Kirchen fortsetzt. Für viele war diese Erklärung jedoch ungenügend, denn sie waren überzeugt, daß es ein besonderes christliches Verständnis von Gesundheit und Heilung gibt und daß man weiter danach suchen müsse. Im Jahre 1963 beschloß die Abteilung für Weltmission und Evangelisation des Weltrates der Kirchen und die Kommission für Weltmission des Lutherischen Weltbundes, eine Konsultation zu veranstalten, die sich mit diesen Fragen beschäftigen sollte. In einem Vorschlag für eine solche Konsultation betonen diese Organisationen noch einmal, daß sie fest daran glauben, daß es ein »christliches Verständnis der Bedeutung von Gesundheit und Heilung gibt und daß dies einen wesentlichen Teil des Beitrags eines christlich-medizinischen Dienstes ausmacht.«[5]

Dieses »Verständnis« wurde so beschrieben:

»Nach dem Evangelium Jesu Christi, ist es Gottes Ziel, den Menschen zu erlösen. Dieses Ziel ist in Handlungen enthalten, die das menschliche Leben in seiner Ganzheit der Erfüllung näherbringen. Der Mensch kann die wahre Natur der Krankheit, die ihn befällt – seinen Körper, seinen Geist und seine Seele – nicht selbst erkennen. Gott in Menschengestalt bringt dem Menschen einen neuen Seinszweck, befähigt ihn zur Nachfolge, gibt ihm Hoffnung und ruft ihn in einen Dienst in der Welt, den er als erlöster und geheilter Mensch in Dankbarkeit für Gottes unerschöpfliche Gnade ausüben kann.«[6]

Das Ziel der Konsultation war also klar. Man wollte gemeinsam über die Behauptung nachdenken, es gäbe ein besonderes christliches Verständnis von Gesundheit und Heilung. In dem Vorschlag wurde auch deutlich, daß es ein pragmatisches Ziel gab, nämlich darüber nachzudenken, ob eine neue Strategie und eine neue Planung für die Mission entworfen werden müsse: »In Antwort auf den Ruf Gottes und auf menschliche Not wurden die medizinischen Missionsdienste als untrennbarer Teil der Gesamtmission der Kirche eingerichtet. In der Folge wurden auch medizinische Institutionen und Ausbildungseinrichtungen geplant und gebaut, die erheblichen Einfluß auf die sich ändernden Gesellschaften von Asien, Afrika und Lateinamerika haben, und auch das muß heute in einem neuen Licht gesehen werden. Die Bedingungen für die Entwicklung von Sozialstaaten, die Verantwortung der Missionsgesellschaften dafür, daß das zentrale Anliegen der Mission weiterhin verfolgt wurde, sowie die eigenständige Entwicklung des Gemeindelebens der jungen Kirchen, scheinen eine neue Strategie und Planung der christlich-medizinischen Arbeit in diesen Gebieten zu erzwingen. Außerdem muß die Motivation der medizinischen Mission überprüft werden und ebenso auch die verfügbaren Mittel für ihre Ausführung.«[7]

Als Ort für die Konsultation wurde Tübingen in Baden-Württemberg gewählt, und Gastgeber war das DIFÄM, dessen Direktor Dr. Martin Scheel war.

Anmerkungen

1 Diese Aura des Geheimnisvollen umgibt auch heute den Arzt, und er tut wenig, um dagegen anzugehen.
2 Scott, W. R.: Potentials for Ministry in Medical Work. Journal of the Christian Medical Association of India, Vol. 34, No. 6, pp. 352–357, Nov. 1959
3 ebenda
4 Wilder, E. W.: The Pattern of Christian medical work in changing India. International Review of Missions, Vol. 48, Seite 190–197, April 1959
5 Dokumentation des Deutschen Instituts für ärztliche Mission (D.I.F.Ä.M.) Tübingen
6 ebenda
7 ebenda

Kapitel 2
Tübingen I und die nachfolgenden Konsultationen

Bei der Vorbereitung für die Konsultation, die jetzt zumeist als Tübingen I bezeichnet wird, baten die Veranstalter einen norwegischen Arzt, Dr. Erling Kayser, eine vorbereitende Dokumentation zu erarbeiten, wobei ein Teil davon auf seiner Erfahrung als Missionsarzt in Indonesien basierte. Er kannte die damaligen Probleme der ärztlichen Mission dort sehr gut, und er fand genügend Hinweise darauf, daß diese Probleme weit verbreitet waren. Dies wurde ihm auch deutlich bei seinen Besuchen in anderen Ländern Asiens, des Mittleren Ostens und in Äthiopien. Dr. Kayser schrieb auch einiges Vorbereitungsmaterial, das auf Antworten auf einen Fragebogen basierte, der einer bestimmten Gruppe von Theologen, Leitern von Missionsgesellschaften und Ärzten zugegangen war.

Beim Durchsehen der Vorbereitungsdokumente wird klar, daß Dr. Kayser über die unmittelbaren Probleme von unzureichenden Finanzen und der Übergabe der Verantwortung an überseeische Kirchen mit all den dazugehörigen Schwierigkeiten hinaussah. Es bewegte ihn in gleicher Weise das, was die Christen von den missionsärztlichen Diensten behaupteten, aber auch die Unklarheit der Auffassungen und Worte, die so häufig gebraucht wurden, um zu zeigen, wie einzigartig und besonders diese Dienste seien. Wenn es ein »spezifisches« christliches Verständnis von Gesundheit, Heilung und Ganzheit gibt, dann sollte es sich unterscheiden von allen anderen. Natürlich war der Impuls, der im frühen 19. Jahrhundert zum Beginn der ärztlichen Mission führte, eine Antwort auf eine ungeheure Not. Diese Antwort war instinktiv, kein Mensch machte sich bewußt Gedanken über eine theologische Begründung. Diese Begründung kam erst später, als die Antwort auf die Not organisiert und institutionalisiert war, und besonders dann, als auch Menschen dieser Not begegneten, die nicht aus christlichem Glauben handelten. So entstand die Frage: Wenn der Befehl zu heilen integraler

Bestandteil der Sendung der Kirche ist, zu welchem *Dienst* ist dann die Kirche aufgerufen, um ihre *Mission* zu erfüllen? Das semantische Problem wird deutlich, wenn man sich dem Neuen Testament zuwendet und dort sieht, wie für Amt und Dienst das gleiche Wort ›Diakonia‹ gebraucht wird. Das Wort ›Mission‹ wird im Neuen Testament nicht gebraucht. Und dann: Wenn auch das Wort *Mission* nicht vorkommt, so erscheint es doch als Verb, ›ich sende‹. Mission ist Sendung; Diakonia ist Zweck und Ziel der Sendung. Außerdem beinhaltet Diakonie im Verständnis des Neuen Testaments nicht nur den Begriff Dienst, ein Wort, das heute recht billig geworden ist (zum Beispiel Telefondienst), es beinhaltet auch die Bedeutung des Dieners. Das großartigste Beispiel ist Christus selbst, der kam, um zu dienen bis in den Tod und nicht, um sich dienen zu lassen. Er nahm in vollem Wissen und absichtlich den Titel eines Knechts an, obwohl dies eine abschätzige Bezeichnung war; in all seinem Tun verkörperte er das Knecht-Sein. Christus machte eindeutig klar, daß diese Art des Dienens und die Fähigkeit dazu Gottes Plan sind und daß Gott die Fähigkeit zum Dienen gibt. »Wie uns der Vater gesandt hat«, wurde der Auftrag an seine Kirche; *sie* sollte sich, wie er, ganz zum Dienen bereitfinden. Im Neuen Testament sind viele Formen des Dienstes aufgelistet, aber der Dienst am Wort hat Vorrang: Das ist die Verkündigung der Frohbotschaft von der Erlösung, und jede Form des Dienstes sollte auf das Evangelium hinweisen und Gott die Ehre geben, der den Dienst möglich macht. Es sollte kein Unterschied sein zwischen dem Akt des Dienstes, in welcher Form auch immer dieser stattfindet, und dem Zeugnis, das darin liegt. Was von Bedeutung ist, ist nicht der, der Zeuge ist oder der Akt, in dem das Zeugnis abgelegt wird, sondern ER, für den in einem bestimmten Akt Zeugnis gegeben wird.

Angesichts dessen, was hier gesagt worden ist, könnte man fragen, ob es so etwas wie ein »Amt des Heilens« gibt als Abstraktion neben und außer der aktuellen Ausübung des *Dienstes* des Heilens. Ein Hinweis auf die Antwort liegt darin, wie Christus selbst diesen Dienst ausübte. Seine Heilstaten waren bestimmt durch die Gelegenheiten, die sich ergaben und durch den Vorrang des Amtes der Verkündigung. Bei verschiedenen Wundern gebot er Schweigen über das, was geschehen war. Zeigt das nicht einen spontanen Ausbruch von Liebe, ein unbedingtes Verlangen, durch körperliche Heilung Hilfe zu geben, die zugleich starkes Zeugnis oder »Zeichen« für das Reich Gottes darstellt? Dies führt uns zu dem Gedanken, daß der Dienst der biologischen Heilung, der eine Reaktion auf bestimmte Umstände ist, als Ausdruck uneigennütziger Liebe gesehen werden kann. So gesehen weist dieser Dienst immer über sich selbst hinaus auf etwas anderes, Bleibendes. Man kann es kaum als Liebe bezeichnen, wenn man einen solchen Dienst erweist, um »Seelen zu retten«; und es zeugt auch kaum von Liebe, wenn man sich mit biologischer Heilung zufrieden gibt.

Dort, wo wir Christus heilen sehen, gibt es keine Frage, daß es aus Barmherzigkeit geschah und aus der Anerkennung der Tatsache, daß die Krankheit etwas Böses ist; es bleibt dann die Frage, warum er diese Macht nur in besonderen Fällen und so selten ausgeübt hat. Wir hören die Forderung nach Schweigen an die Geheilten: »Sagt niemand davon.« Wir kennen die Anlässe, wo er gerade dann verschwand, wenn die Kunde von Heilungen andere dazu brachte, ihn aufzusuchen. Waren diese weniger in Not als die anderen, die er heilte? Wenn wir das Lindern menschlicher Not als eine der höchsten Prioritäten christlichen Dienens erachten, wie können wir erklären, daß Jesus diese Priorität offensichtlich nicht anerkannt hat? Die Antwort scheint in dem vollkommenen und absoluten Gehorsam dem Willen des Vaters gegenüber zu liegen und darin, daß Gott eben so wirkt. Das stimmt überein mit Jesu Ablehnung, als er von Satan mit dem Vorschlag versucht wurde, große Werke der Barmherzigkeit zu vollbringen und so seine Macht zu zeigen. Wenn wir die Berichte genauer ansehen, kommen wir zu dem Schluß, daß Christus sich mit der Not des Menschen identifizierte, aber er distanzierte sich klar von der Art und Weise, wie wir Menschen auf die Not eingehen. Das ist ein Teil der Schwierigkeiten bei dem Versuch, medizinische Dienste zu beurteilen, die in Christi Namen erwiesen werden. Wir neigen von Natur aus dazu, Dinge oder Ereignisse nach menschlichen Kategorien zu beurteilen, wie z. B. den Umfang der Dienstleistungen und ihre Qualität. Jesus aber weist dieses Kriterium klar zurück. Er heilte den Leib des Menschen als Teil der Erlösung, die er brachte.

Jetzt nur soviel zu dem Versuch, das »Besondere« des christlichen Verständnisses von Gesundheit und Heilung zu finden. Das Ergebnis war eine neue Bewertung der medizinischen Dienste, welche die Kirche für ihre ärztliche Mission gewählt hatte. Vor Tübingen I war der kurative medizinische Dienst in Hospitälern und Kliniken die Norm des Dienstes. Dies kann nicht überraschen, denn ausländische und einheimische Ärzte waren ausgebildet worden nach einem »international anerkannten« Curriculum medizinischer Wissenschaft, das die allgemeine Gesundheitssituation der westlichen Länder als Norm ansah und den öffentlichen Gesundheitsbedürfnissen der Entwicklungsländer um 100 Jahre voraus war. Die Kirche in Übersee schien davon auszugehen, daß die Verhütung von Krankheit die Aufgabe der Regierung war, und das auch dort, wo die Regierung sehr wenig dafür tat. Auch gab es erstaunlich wenig Interesse für die Versorgung von Gemütskranken, und ebenso wurde wenig unternommen, die Möglichkeiten der einheimischen Formen von Heilkunde zu erforschen, wobei vielleicht manche kulturell annehmbarer waren als die westliche Medizin allein.

Beim Studium der damals vorliegenden Literatur über Medizin und Theologie kam Dr. Kayser zu dem Schluß, daß, sofern überhaupt ein Dialog zwischen beiden bestand, dieser sehr einseitig war: Theologie war an der Medizin interessiert, aber die Medizin zeigte ihrerseits wenig Interesse an der Theologie. Zwischen 1950 und 1960 forderten manche Kirchen einen solchen Dialog. Als eine der ersten Unternehmungen dieser Art wurde vom Anglikanischen Erzbischof eine Kommission über das kirchliche Amt des Heilens eingesetzt. Danach folgten ähnliche Dialoge der Lutheraner, der vereinigten Presbyterianischen und der Methodistischen Kirchen in den USA. Offenbar war es nicht leicht, einen Ausgangspunkt zu finden, der für alle annehmbar war. Die Kirchen wollten von einer biblischen Basis ausgehen. Aber auch hier gab es viele unterschiedliche Gesichtspunkte. Manche wollten Gesundheit und Heilung im Kontext ihres Verständnisses von Schöpfung, Sündenfall und Erlösung sehen; andere begannen mit dem biblischen Menschenbild, dem Gottesreich und dem Heiligen Geist. Wieder andere betonten die Bedeutung der Menschwerdung und des Verständnisses von Versöhnung.

Von medizinischer Seite her beschränkte sich das Interesse auf die Suche nach Hilfen, die dem Leben Sinn verleihen konnten in Situationen innerer Leere, in denen Patienten keinen Lebenssinn mehr sahen. Es war nur natürlich, daß solche Anliegen für Psychiater und Allgemeinpraktiker interessant sein sollten. Das Anwachsen des Spezialistentums und das höhere Einkommen der Spezialisten hatte das Ansehen der Allgemeinpraktiker in einigen Ländern, besonders in Nordamerika, jedoch reduziert. Auch wurden die Psychiater selten von ihren Kollegen aus anderen Spezialgebieten ganz akzeptiert, deren Einschreiten gegen Krankheit auf einer mechanistischen Sicht basierte.

Die erste Tübinger Konsultation fand vom 19. bis 25. Mai 1964 statt. Im Rückblick erscheint der Zeitpunkt sehr bedeutungsvoll. Es war die

Zeit, in der ein neues Nachdenken über die Richtigkeit der rein kurativ orientierten Medizin als Antwort auf die Gesundheitsbedürfnisse der Entwicklungsländer begann. Unter den ersten, die diese Frage stellten, waren Missionsärzte wie Douglas Forman in den Vereinigten Staaten und Dr. Harold B. Anderson und Stanley G. Browne in England. Die stärkste Kritik an der Übertragung westlicher medizinischer Technologien in diese Länder kam von einem englischen Arzt, der in einem Missionshospital in Uganda eine Vertretung übernommen hatte. Er wollte ein Symposium veranstalten über die Medizin der Armut, denn er glaubte, die Lösung der Gesundheitsprobleme in der Dritten Welt würde eher durch den Mangel an Ressourcen als durch das warme Klima behindert. Die Ergebnisse des Symposiums, das an der Makarere Universität in Uganda abgehalten worden war, wurde 1966 unter dem Titel »Medical Care in Developing Countries« von Maurice King herausgegeben und veröffentlicht. Er hatte das Konzept für das Symposium erarbeitet. Den meisten Teilnehmern von Tübingen I war auch die sehr bedeutende Veröffentlichung von Dr. R. A. Lambourne unbekannt, die 1963 unter dem Titel »Community, Church and Healing« (Gemeinschaft, Kirche und Heilung) erschien. Die Bedeutung dieser Arbeit wurde erst nach der ersten Konsultation klar. In einem späteren Kapitel soll auf diese Arbeit und andere Papiere von Lambourne zurückgegriffen werden.

Die 18 Teilnehmer von Tübingen I repräsentierten 9 verschiedene Nationalitäten, und bis auf einen hatten alle in Entwicklungsländern gearbeitet. Es wurden verschiedene Papiere vorgelegt und diskutiert, aber nur wenige erschienen im Schlußbericht, der von den Teilnehmern herausgegeben wurde. Dies zeigt, daß in Tübingen etwas geschah, was über das vorbereitete Material hinausging, und daß niemand die Diskussion beherrschte. Der Bericht wurde von Frank Davey herausgegeben und vom Weltkirchenrat unter dem Titel: »The Healing Church« (deutsch: Auftrag zu Heilen, französisch: Eglise et guérison) veröffentlicht. Er enthält nur vier der vorgetragenen Papiere, dann die Ergebnisse, die Schluß-Meditation und einen Hinweis auf Programme, die aus den Ergebnissen folgen könnten.

Die Ergebnisse zeigen klar die übereinstimmende Meinung der Teilnehmer, daß die Kirche eine besondere Aufgabe auf dem Gebiet des Heilens hat, die aus dem christlichen Glauben an Gottes Heilsplan für die Menschheit hervorgeht.

»Christliches Verständnis von Heilung leitet sich in erster Linie davon ab, was Heilen im Wirken Jesu bedeutete. Dort war es ein Zeichen des Einbruchs der Kräfte des Reiches Gottes und der Entthronung der Kräfte des Bösen. Die daraus geschehende Heilung war nichts Statistisches, kein wiederhergestelltes Gleichgewicht, sondern eine durch Jesus vollzogene Hineinnahme in die siegreiche Auseinandersetzung des Reiches Gottes mit den Kräften des Bösen.

Ein Verständnis von Heilung lediglich im Sinne von wiederhergestelltem Gliechgewicht, von statistischer »Ganzheit«, kann weder die Probleme menschlicher Schuld oder des Todes noch die Probleme von Angst und der Bedrohung durch Sinnlosigkeit beantworten, welche Projektionen der Schatten des Todes im menschlichen Leben sind. Gesundheit im christlichen Verständnis heißt andauernde siegreiche Auseinandersetzung mit den Mächten, die das Sein und die Güte Gottes verneinen. Sie ist Teilhabe an der Invasion in den Bereich des Bösen, wobei der Endsieg nach dem Tode erfolgt, die Kraft dieses Sieges aber in der Gabe des lebensspendenden Heiligen Geistes jetzt schon erkannt wird. Sie ist ein Leben, welches den Tod und die Angst des Todes schon überwunden hat. Sowohl im furchtbaren Schmutz übervölkerter und unentwickelter Gebiete als auch in der geistigen Einöde der Wohlfahrtsgesellschaft ist sie Zeichen von Gottes Sieg und Ruf in seinen Dienst.

Das Amt des Heilens ist mit dem Zeugnis des Evangeliums unlöslich verbunden. Indem die Kirche diese heilende Funktion erfüllt, kann sie nicht der geistlichen Lage der Patienten, ihrem Glauben oder Unglauben, gleichgültig gegenüberstehen.

Wenn Heilung in diesem Sinne verstanden wird, wird deutlich, daß die ganze Gemeinde daran beteiligt ist. Die Gemeinde wirkt heilend, indem sie betet, indem sie jeden Einzelnen mit Liebe umfängt, indem sie durch praktische Taten aufzeigt, daß sie sich um jeden Menschen bemüht, und indem sie Möglichkeiten der Teilhabe an der Sendung Christi schafft.

Die Grundlage dieses heilenden Tuns ist Wort, Sakrament und Gebet. Das spezielle Handeln derer, die in der Handhabung der Mittel moderner Medizin ausgebildet sind, hat seinen besonderen Ort und Wert in der Verbindung mit dem dargestellten Leben der Gemeinde. Wir müssen zugeben, daß zwischen dem Tun derer, die eine spezielle medizinische Ausbildung haben, und dem Leben der Gemeinde ein Graben entstanden ist, so daß die Gemeinde oft nicht erkennt, wie sie an dem Werk dieser ärztlichen Institution verantwortlich Anteil nehmen kann. Eine der dringendsten Aufgaben unserer Zeit ist es, daß die christliche Gemeinde zusammen mit Christen in medizinischen Berufen wieder erkennt, daß der Heilungsdienst zu ihr gehört und ihn auch so ausführt.

Hieraus ergibt sich, daß Gestalt und Ausdruck des kirchlichen Dienstes im heilenden Handeln immer wieder neu geprüft werden müssen, besonders im Verhältnis zur Sendung und Verkündigung der Kirche in jeder Generation. Dafür muß die Kirche die Leitung des Heiligen Geistes in der Ausübung des Dienstes im heilenden Handeln suchen und ihr folgen.«[1]

Andere »Ergebnisse« legten Nachdruck auf die Überzeugung, daß alles Heilen von Gott kommt, ob es durch das geschieht, was wir Naturgesetze nennen und von denen wir einige ja kennen, oder ob es durch medizinische Maßnahmen bedingt ist oder durch geistliche Heilung. Man sollte dies sogar soweit ausdehnen, daß alle Erfolge der modernen Medizin letztlich als Zeichen der heilenden Macht Gottes zu verstehen sind. In dem Text wird oft auf die besondere Rolle der Gemeinde verwiesen, die eine veränderte Gemeinde geworden ist. Sie ist nicht nur eine anbetende Gemeinde, sondern sie dient und vermittelt Gemeinschaft. Der professionelle Gesundheitsarbeiter wird gesehen als Glied einer solchen Gemeinschaft, gestärkt durch die Unterstützung der Gruppe, aber seinerseits setzt er sein besonderes Können ein, das vermehrt wird durch praktische Taten der Liebe und Nachfolge und geheiligt wird durch den Gottesdienst des Wortes, des Gebetes und der Sakramente.

Die Teilnehmer drückten ihr Bedauern darüber aus, daß es so wenig Zeichen dafür gibt, daß in der theologischen Ausbildung Interesse an dem besonderen Verständnis des Heilens besteht. Kurse in klinischer Seelsorge neigten dazu, dies als einen Spezialberuf anzusehen, und verlagerten so die Verantwortung von der Gemeinde auf Einzelne. Diese können den gemeinsamen Ausdruck von gegenseitiger Unterstützung, von Fürsorge und von Heilen nie ersetzen, weil er Aufgabe der Gemeinde ist. Es wird zwar nichts darüber gesagt, ob die Kirche dadurch, daß sie Hospitäler und Kliniken unterhält oder durch das Zeugnis von Christen in säkularen Institutionen ihre Aufgabe erfüllt, die Teilnehmer der Konsultation aber drängten auf die vollkommene Einordnung bestehender Einrichtungen in das Leben und Zeugnis der Kirche, da beide Institutionen dazu neigten, ein Eigendasein zu führen. Man machte sich keine Illusionen, daß die Kirche jemals allen menschlichen

Nöten in der Gesundheitssorge werde nachkommen können, aber man war auch sicher, daß sie immer wieder neue Formen des Dienstes beachten sollte, um zu sehen, wie Bedürfnisse befriedigt werden können. Um dies zu erreichen, verlangte die Konsultation einen Dienst, in dem medizinische Arbeit, Ernährung, Landwirtschaft und Gemeindeentwicklung aufeinander bezogen werden. Auf diese Weise sollte betont werden, daß medizinische Versorgung nur ein Teil von verschiedenen Disziplinen ist, die alle nötig sind, um Gesundheit zu fördern und zu erhalten. Die Forderungen der Konsultationen wurden in der Schlußandacht zusammengefaßt.

»In dieser Suche nach dem bezeichnenden Wesen von Heilung haben wir uns gefragt, ob das Mitleid die Antwort auf die Not sei; wir wissen, daß Mitleid zu einem christlichen Verständnis von Heilung gehört, spezifisch christlich ist es aber nicht. In manch einer ärztlichen Arbeit haben wir das Wissen um die Menschenwürde als Beweggrund für die Arbeit erkannt. Das gilt im besonderen auch für christliches heilendes Handeln; aber auch ein ausgeprägtes Wissen um die Menschenwürde genügt nicht. Wir haben festgestellt, daß gewissenhafte Ausübung des ärztlichen Berufes notwendigerweise zur Arbeit gehört, aber auch dies ist für christliches heilendes Handeln nicht spezifisch.

Wir sind dazu geführt worden, in unserem Suchen vom neutestamentlichen Erlösungshandeln auszugehen. Zu diesem Geschehen gehört als erstes die menschliche Leere, die Verwirrung, die Angst, das Gefühl der Unsicherheit und sehr oft die Sinnlosigkeit von vielem im Leben. In bezug auf die Leere des Menschen weist das Neue Testament auf die Fülle Christi (in dem die Gottheit leibhaftig wohnt), aber auch auf die Leere Christi, der sich selbst ausgegossen hat und gehorsam wurde bis in den Tod, selbst bis in den Tod am Kreuz.

Darum wissen wir, daß es sich bei Gesundheit im alltäglichen Leben nie um statische Ganzheit handeln kann. Wir müssen sie vielmehr als eine ständige Auseinandersetzung mit Krankheit und mit allen Mächten des Bösen sehen; eine ständige Auseinandersetzung, die durch Gottes Gnade zu einer segensreichen Auseinandersetzung werden kann. Wir sind dazu geführt worden, in unserem Suchen danach zu fragen, wer es ist, der heilt, und wir haben erkannt, daß kein Mensch nur allein zu heilen in der Lage ist. Heilung ist ein umfassender Dienst, bei welchem die verschiedensten Anlagen, Gaben und Fähigkeiten gebraucht werden, durch welche die Gnade Gottes wirkliche Heilung für das völlige Zerbrochensein des Menschen bringt. Wir sind dazu geführt worden, in unserem Suchen den Blick auf das gemeinschaftliche Leben der Kinder Gottes zu richten. Es ist eine Gemeinschaft, in welcher die Lasten und Freuden des Lebens zusammen erlebt, geteilt und getragen werden. Wir wissen, daß Heilung des Leibes, die nicht das Leben in dieser Gemeinschaft berücksichtigt, eine so unvollständige Arbeit ist, wie der Stapellauf eines Schiffes in einem trockenen Hafen oder das Säen auf steinigem Boden.«[2]

Die Teilnehmer der Konsultation verwandten nicht viel Zeit darauf, über Probleme der Finanzen für die Institutionen nachzudenken oder darüber, ob kurative Programme am wirksamsten in Situationen massiver Not sind. Sie empfahlen denen, die die Konsultation in Auftrag gaben, eine sorgfältige Analyse, beginnend mit einer Ausweitung der Untersuchungen kirchlicher medizinischer Programme auf Landesebene, wie sie schon vom »Committee for Specialized Assistance to Social Projects« (SASP) des Weltrates der Kirchen angefangen worden waren. Eine andere Empfehlung war die, daß eine weitere Konsultation folgen sollte über das Thema »Gesundheit und Erlösung«. Die Ergebnisse dieser Empfehlungen werden später erörtert.

Es mag sonderbar erscheinen, daß eine Konsultation, die einberufen wurde, um sich einiger schwieriger Probleme anzunehmen, die mit der Rolle der Kirche in der Gesundheitsversorgung zu tun haben, so wenig Analysen und Lösungen der Probleme zu bieten hatte. Stattdessen beschäftigte sie sich mit dem Verständnis von Heilen in sehr viel umfassenderer Weise, so daß das Hospital und die Klinik nicht mehr die zuständigen Ansprechpartner waren. Man erkannte, daß die christliche Botschaft sich mehr um den kranken Menschen kümmerte als um die Krankheit, und daß der Kranke Teil einer Umgebung einer Gemeinschaft war, die auch Heilung braucht. Die Kirche kann ihren Auftrag zu heilen nicht an Ärzte und Pflegepersonal delegieren, die in Isolation arbeiten. Ihre »ganz besondere« Aufgabe ist die, Menschen in die Gemeinschaft mit Gott und den Mitmenschen zurückzuführen und Gemeinschaften zu einer rechten Ordnung zurückzubringen, die charakterisiert ist von gegenseitigem Vertrauen und gegenseitiger Unterstützung. Wenn dies eine sonderbare Aufgabe für die Kirche zu sein scheint, dann nur, weil sie allzu häufig selbst nicht eine geheilte und heilende Gemeinschaft ist; eine Gemeinschaft, in der jeder aus der Erfahrung der Vergebung selbst lernt, zu vergeben, so daß eine Gemeinde der Versöhnung entsteht, die auf allen Gebieten menschlichen Lebens wirkt: auf dem Gebiet der Beziehung zwischen Management und Arbeit, zwischen Ideologien und Rassen und zwischen Hungrigen und Satten. Jedoch muß die Kirche, wenn sie dem Gebot des Herrn gehorchen will, zuerst Heilung suchen für ihre eigene Zerrissenheit. Es ist nicht möglich, Gehorsam zu leisten, wo die Welt auf die Kirche schaut und sie zum Gespött machen kann: »Arzt, heile dich selbst.« Es ist eine wichtige Aufgabe der Heilung, die Einheit herzustellen, die Gott von der Kirche verlangt.

Die nachfolgenden Konsultationen

Nach der Publikation des Heftes »Auftrag zu heilen« wurde in verschiedenen Teilen der Welt eine Anzahl von Konsultationen abgehalten. Einige wurden von denen initiiert, die an dem Tübinger Treffen teilgenommen hatten. Andere wurden unabhängig davon organisiert, um die Bedeutung der »Ergebnisse« im nationalen und regionalen Kontext näher zu prüfen. Eine der ersten fand in Coonoor, Südindien, im März 1967 statt. Sie wurde nach langer sorgfältiger Vorbereitung von der Missouri Synode der Lutherischen Kirche und von der Wheatridge Stiftung veranstaltet.

Die Teilnehmer in Coonoor erkannten, daß die Krise der ärztlichen Mission in Übersee vor allem eine Frage der Identität war. Man wollte wissen, ob das Heilen, das in der Kirche geschah, etwas Besonderes war. Sie meinten, sie würden die Antwort in einem umfassenderen Verständnis der heilenden Aufgabe der Kirche finden, bei welchem die medizinischen Institutionen nicht das wesentliche Element darstellten. Sie erkannten, daß die Folgerungen für die christliche Gemeinde in westlicher Kultur wesentlich einschneidender waren, da sie in der Regel in keiner Form an der medizinischen Versorgung beteiligt waren. Man fand es seltsam, daß die Kirche in westlichen Ländern einen so großen Teil ihres Missionshaushaltes in die medizinische Arbeit in Übersee steckte, während sie daheim fast ganz von der Medizin isoliert blieb.

Der Studiendirektor der Coonoor-Konferenz, Dr. Thomas Droege, der einen Großteil des vorbereitenden Materials zusammengestellt hatte, faßte die Folgerungen wie folgt zusammen:

»Man kann es als eine Suche nach Erneuerung der Kirche beschreiben, als einen Versuch, das tiefste Wesen der Kirche neu zu entdecken. Man hat es für selbstverständlich gehalten, daß die Kirche am »Heilen«

beteiligt sein sollte. Wichtiger war aber, welche Form diese Beteiligung haben sollte und welchen Sinn sie hat. Daß Christus und die frühe Kirche dem Heilen verpflichtet waren, war offenkundig. Aber die meisten der damaligen Methoden waren nicht mehr gültig. Die Frage war jetzt, wie man die Erkenntnisse der Vergangenheit mit dem Fortschritt der medizinischen Praxis der Gegenwart kombinieren sollte. Wenn die Kirche missionarisch ist und Heilen ein Aspekt dieser Mission ist, dann ist eine Erneuerung dieses Aspektes dringlich. Dieses Anliegen hatte ein besonderes Gewicht im Denken der Konferenzteilnehmer.

Der erste Schritt in der Erneuerung der Kirche ist die Suche nach einem neuen Selbstverständnis. In Coonoor wurde ein erster Schritt im Verständnis des heilenden Wesens der Kirche gemacht; aber nur ein erster Schritt. Dem Selbstverständnis muß einiges vorausgehen wie Beschäftigung mit der Logistik, mit Grundsätzen der Administration, Langzeitzielen, Untersuchung von bestehenden Institutionen und mit Richtlinien, die die Beziehungen zu andern Gesundheitsinstitutionen regeln. Wenn man über das Selbstverständnis nachdenkt, muß ein Dialog mit anderen öffentlichen und privaten Institutionen vorausgehen, die sich auch auf dem Gesundheitssektor betätigen. Solche Gespräche sind nötig, wenn die Kirche nicht in Isolation leben soll, aber sie darf die vorher erwähnte Frage nicht übergehen: wie versteht sich die Kirche als heilende Gemeinschaft?«[3]

Wie schon durch die Zusammensetzung der Initiatorengruppe zu erwarten war, hat sich die Konferenz in Coonoor intensiv mit dem theologischen Verständnis des Auftrags zu heilen in der Kirche beschäftigt und hat dies durch häufige Hinweise auf Bibeltexte getan. Die Teilnehmer kamen zur Schlußfolgerung, daß zwar die Aera der »ärztlichen Mission« zu einem Ende gekommen war, daß man aber nicht sicher sagen konnte, was folgen werde. Sie übernahmen den Begriff der »heilenden Gemeinde«, der eine viel weitere Beteiligung am Heilen bedeutet als nur ärztliches Tun, und sie stellten diese Aufgabe mehr in die Mitte des kirchlichen Auftrages, aber man war nicht sicher, welche organisatorischen Konsequenzen daraus folgen würden. Über einen Punkt waren sie sich aber völlig im klaren: daß nur eine Gemeinde, die Heilung erfahren hat, heilen kann.

(Im Rückblick ist es tragisch, wenn man bemerken muß, daß der Mensch scheinbar unfähig ist, dem eigenen guten Rat zu folgen: Diese kirchliche Gemeinschaft war bald danach tief zerstritten und gespalten wegen Beschuldigungen der Häresie, die einige Mitglieder gegen andere vorbrachten.)

Die anderen Konsultationen wurden in Ost-, West- und in Süd-Afrika abgehalten. Chronologisch fand die erste im Februar 1967 in Makumira, Tanzania, statt. Auch hier war der Schwerpunkt hauptsächlich ein theologischer; außerdem aber wurde empfohlen, traditionelle Medizin ohne Vorurteile zu untersuchen, um herauszufinden, inwieweit sie dazu dienen könnte, Gesundheit zu fördern. Es wurde auch darauf hingewiesen, daß in einer Studie nicht nur die jetzt bestehende Beteiligung an der medizinischen Versorgung überprüft werden sollte, sondern daß man auch herausfinden sollte, welche Bedürfnisse noch unerfüllt waren. Außerdem empfahl sie ein ökumenisches Planungsbüro, um die Arbeit der Kirchen auf dem medizinischen Sektor der Kirchen zu koordinieren. Vorgeschlagen wurden auch Standardempfehlungen für die Personalausstattung von Hospitälern. Die Schlußempfehlungen richteten sich an theologische Hochschulen und Seminare; sie wurden dringend gebeten, das Amt zu heilen, das der Kirche anvertraut worden ist, zu studieren und darüber zu lehren, sowie bei der Ausbildung von Krankenhauspfarrern zu helfen, die für die Seelsorge des Hospitalpersonals wie der Patienten verantwortlich sein sollten.

Die nächste Konsultation fand im April 1967 in Legon, Ghana, auf der anderen Seite des Kontinents statt. Sie war besonders bedeutsam, weil ihr nicht nur die Konsultation in Tübingen, sondern auch eine Untersuchung der kirchlichen medizinischen Programme des Landes – und zwar der katholischen und der protestantischen – vorausgegangen war; die letztere war 1966 fertiggestellt worden. Folglich waren die Teilnehmer ökumenisch gemischt, und zum ersten Mal waren auch Vertreter der Regierung und der medizinischen Fakultät der nationalen Universität dabei. Dieses Treffen begann mit einer Beschreibung der einheimischen Heilpraktiken in Ghana und mit der Bitte, die therapeutischen Werte mancher dieser Praktiken anzuerkennen, die gut in die Praxis westlicher Medizin aufgenommen werden könnten. Besonders wichtig ist dabei die enge menschliche Beziehung, die nicht nur in der Großfamilie, sondern im gesamten Stamm besteht und die sich dann in einer starken unterstützenden und umsorgenden Haltung ausdrückt, die die Behandlung fördert. Daß man zum Beispiel in einem westlich orientierten Hospital auf strikte Einhaltung von Besuchszeiten besteht, konnte in dieser Kultur nicht verstanden werden, und man meinte, daß solche Vorschriften die Genesung eher behindern würden.

Die Empfehlungen dieser Konsultation waren sehr bedeutsam. Die Krankenhäuser, die in Ghana von den Kirchen unterhalten wurden, machten mehr als 30 % der Bettenzahl aus, aber diese Statistik bedeutet wenig, wenn jedes Hospital für sich unabhängig existiert. Deshalb beschloß man, eine Vereinigung von kirchlichen Hospitälern und Kliniken zu gründen, durch die alle kirchlich-medizinischen Programme der katholischen Diözese und der protestantischen Kirchen koordiniert würden. Ein Verwalter sollte hauptamtlich angestellt werden, um diese Sache zu fördern. Diese Körperschaft sollte auch mit einer Stimme mit der Regierung verhandeln, sich bemühen, ghanaische Ärzte in die Hospitäler zu bekommen und die Ausbildung einheimischen Personals für alle Führungspositionen mit hohem Vorrang betreiben. Ein Beschluß ging dahin, kirchlich-medizinische Arbeit in die Hände der ghanaischen Kirche zu übergeben und sie zu einem besonderen Anliegen der Kirche zu machen, weil man sah, daß sie eine Domäne der Professionellen geworden war, die ihre Aufgabe so sahen, daß sie »im Namen« der Kirche getan wurde und nicht so sehr als integraler Teil des Zeugnisses der lokalen Kirche. Sehr betont wurde auch das Konzept eines »therapeutischen« Teams, welches die nicht-professionellen Angestellten des Hospitals und Glieder der lokalen Gemeinde mit einbezieht.

Ein Maßstab für das Ausmaß ökumenischer Zusammenarbeit, das bei dieser Konsultation erreicht wurde, war die Tatsache, daß man einstimmig beschloß, daß alle Kirchen zur Einrichtung *einer* höheren Ausbildung für Krankenschwestern beitragen sollten. Wenngleich man die Schule in einem protestantischen Hospital plante, sollten Finanzen und Personal unter gemeinsame Verantwortung fallen. Es wurde auch beschlossen, daß die Kirchen nach umfassender Konsultation mit dem Gesundheitsministerium neue Möglichkeiten von gemeinschaftsbezogenem Gesundheitsdienst ausfindig machen sollten, der sich von dem bisherigen Bemühen mit dem individualistischen Ansatz der kurativen Medizin, wie sie in Hospitälern betrieben wird, unterscheiden sollte.

Die beiden übrigen Treffen fanden in Südafrika statt. Im Mai 1967 veranstaltete die Abteilung für Mission und Evangelisation des Kirchenrates von Südafrika in Johannesburg eine Konferenz mit dem Thema »Die Kirche und der heilende Dienst«. Danach folgte im September des gleichen Jahres in Mapumulo, Natal, eine Konferenz unter der Schirmherrschaft der Lutherischen Kirche.

Bei diesen beiden Treffen wollte man, soweit möglich, ein christliches Verständnis von Gesundheit und Heilung erarbeiten. Dies sah man im

Zusammenhang mit Gottes Plan für den Menschen in der Schöpfung. So wurde Heilung als Wiederherstellung der dynamischen Harmonie zwischen Gott und Mensch, im Menschen selbst und in seiner Beziehung zu den Mitmenschen gesehen. Diese Wiederherstellung führt zu einer anderen Haltung gegenüber der Sünde, der Krankheit und dem Tod, die sich nicht in einem Freisein von ihnen, sondern in der Freiheit innerhalb dieser Gegebenheiten ausdrückt. Diese Freiheit ist nur möglich durch Christi Sieg über den Tod durch Seine Auferstehung.

Auf beiden Treffen wurde betont, wie wertvoll die Erkenntnisse von Heilen in traditionellen afrikanischen Konzepten seien. Ein neues Gefühl für die Werte der einheimischen Kultur war zu erkennen. Zuvor waren diese als Zeichen des Heidentums abgelehnt worden. Man stellte jetzt zunehmend fest, daß eine demütige Haltung gegenüber anderen Kulturen notwendig sei, und das traf besonders zu für die Medizin, wo die allopathische Medizin sich und ihre Methoden als den anderen überlegen betrachtete.

Wenn man die Nachwirkungen aller dieser Konsultationen, auch der von Tübingen selbst, näher betrachtet, fällt es schwer, einen radikalen Wechsel in der Haltung der Kirchen zu ihrem Dienst am Kranken festzustellen. Und dabei waren es die Kirchen, an die sich jede Konsultation wandte, indem sie zur Erneuerung aufriefen, die sich an dem Beispiel und dem Auftrag des Herren der Kirche orientierte. Der Mangel an Reaktion könnte auf die Tatsache zurückzuführen sein, daß die Teilnehmer an diesen Konsultationen nicht Kirchenführer waren, sondern in der Mehrzahl Leute, die im ärztlichen oder Pflegedienst standen. Ihre ursprüngliche Absicht war es, sich mit den Problemen ihres Dienstes zu befassen und einen einleuchtenden Grund für die kirchliche Beteiligung am medizinischen Dienst zu entdecken. Dabei kamen sie dann immer zu dem Schluß, daß die Kirche ihre Fähigkeit zu heilen irgendwie verloren hatte, und zwar, weil sie ihre Rolle zu eng als medizinische Praxis gesehen hatte, die denen zugute kommen sollte, die sie bitter nötig hatten, aber auch deshalb, weil die Kirche ihren Sinn für Leiblichkeit und Gemeinschaft durch eine ausschließliche Beschäftigung mit individuellem Heil verloren hatte. In diesem Sinn litt die Kirche unter demselben Ungleichgewicht wie auch die Medizin, die ja auch meist in einer Einzelbeziehung vom Arzt zum individuellen Patienten praktiziert wird.

Die Konsultation in Ghana hatte insofern praktische Erfolge, als sich eine Koordinierungsstelle bildete, die von allen katholischen und protestantischen Kirchen unterstützt wurde; dadurch war es möglich, in Verhandlungen und bei der Zusammenarbeit mit der Regierung gemeinsam mit einer Stimme zu sprechen. Auch wurde eine höhere Krankenpflegeschule errichtet und für die Organisation wurde ein hauptamtlicher Sekretär gewonnen. Es ist aber unwahrscheinlich, daß diese Ergebnisse mehr durch die Untersuchung der medizinischen Institutionen in Ghana als durch die theologischen Gespräche zustande kamen. So wurde z. B. nie daran gedacht, den auf der Konferenz vorgebrachten Vorschlag zu realisieren, Kinder bei der Tauffeier auch zu impfen.

Die Konsultationen haben das Problem der Verständigung nicht gelöst, und darum kam es nie zu einem echten Dialog zwischen den beiden Disziplinen Medizin und Theologie. Obwohl schon gesagt wurde, daß die meisten Teilnehmer Mediziner waren, war doch ihr Vokabular der Theologie näher als der Medizin. Schon Dr. Anthony Barker wies in Südafrika darauf hin, daß das Wort »Heilen« von einem Arzt selten gebraucht wird. »Die Ärzte betrachten es als ein anmaßendes Wort, ein unwissenschaftliches Wort, ein Wort, das einen bestimmten emotionalen Kontext voraussetzt bei einer Sache, die man besser emotional neutral behandeln sollte.«[4]

Andererseits läßt das Wort »wissenschaftlich«, wie die Ärzte es verwenden, viel zu wünschen übrig, weil es so viele Faktoren gibt, die Einfluß haben auf die Therapie, die man aber wissenschaftlich nicht messen oder auf wissenschaftliche Weise nicht erfassen kann.

Wenn man auch schwer die speziellen Auswirkungen von Tübingen I und den regionalen Treffen, die folgten, nachweisen kann, so kann es doch keinen Zweifel daran geben, daß sie eine neue Dimension in alle nachfolgenden Gespräche über die heilende Rolle der Kirche und in ihr Engagement in medizinischer Arbeit eingebracht haben, wie die folgenden Kapitel zeigen werden. Der Begriff der heilenden Gemeinde ist etwas Wunderbares und trifft ein Kernstück des Evangeliums. Daß es so Realität ist, ist eine Anklage an die Gemeinde Jesu Christi und bedeutet nicht, daß das Konzept keine Gültigkeit hat.

Anmerkungen

1 Auftrag zu Heilen, Ökumenischer Rat der Kirchen, Genf 1966, Seite 37 und 38
2 Auftrag zu Heilen, Ökumenischer Rat der Kirchen, Genf 1966
3 Droege, A. T., An Evaluation of the Coonoor Conference, Concordia Theological Monthly, Occasional Papers No. 2, S. 7, 1968
4 Barker, E. A., Priest and Doctor, A Synthesis, Consultation on the Church and the Ministry of Healing. Christian Council of South Africa, Johannesburg 1967, pp. 11–17

Kapitel 3
Tübingen II

Eine der Schlußfolgerungen von Tübingen I war, daß das christliche Verständnis von Gesundheit mit dem Glauben an Gottes *Heils*plan in Zusammenhang steht. Dies führte zu der Empfehlung, daß unter der gleichen Schirmherrschaft eine weitere Konsultation einberufen werden sollte, um zu untersuchen, ob diese Aussage richtig ist und um das Verhältnis von Gesundheit und Heil näher zu erforschen. Diese Konsultation sollte aber nicht nur eine akademische Übung in Semantik sein, sondern sie sollte direkt etwas aussagen über die Bedürfnisse und Nöte der Kirche und des ärztlichen Berufes. Man wollte und sollte untersuchen, wie das Verhältnis von Gesundheit und Heil zu verstehen sei und ob davon das Verhalten des Gesundheitsarbeiters, des Pfarrers oder des Mitglieds der Kirche beeinflußt wird. Anders gesagt: Es ging um die Frage, ob die ärztliche Sicht von Gesundheit vollständig ist ohne einen Beitrag der christlichen Theologie oder ob die theologische Sicht des Heilens ohne den Beitrag des Wissenschaftlers genügt.

In Vorbereitung der Konsultation fanden verschiedene Treffen, besonders in den USA, aber auch in England und Deutschland statt. Es war dies eine Zeit, als die Fragen, die durch den Vorschlag aufgeworfen wurden, einem wachsenden Interesse an der Ganzheitlichkeit des Menschen in der Gesellschaft entsprachen. Auf ihre Art waren Ärzte, Theologen, Soziologen und Psychologen am gleichen Thema interessiert und wollten herausfinden, ob verschiedenartiges Vorgehen und verschiedene Terminologie in Wirklichkeit ein gemeinsames Ziel hatten. Das Interesse an dem, was der Psychologe eine »integrierte Persönlichkeit« nennt, war groß. Wenn dieser Ausdruck auch ungenau und verschwommen ist, so hat er doch Inhalte, die mit dem Konzept der Ganzheitlichkeit verbunden sind.

Als der Plan für diese Konsultation allgemein bekannter wurde, erregte sie die Aufmerksamkeit von Einzelnen und Gruppen, die unabhängig an diesen und ähnlichen Fragen arbeiteten. Sie waren bereit und bestrebt, die Ergebnisse ihrer Arbeit für diese Tagung zur Verfügung zu stellen. Eine von diesen Arbeiten war eine Untersuchung über die Wirkung von Angenommensein und Glaube auf die Schnelligkeit des Heilungsprozesses. Diese Untersuchung wurde von Krankenhausseelsorgern und einem Ophthalmologen in einem Lehrkrankenhaus in New York durchgeführt. Sie zeigte, daß Patienten ein Wertsystem brauchen, um Krankheit sinnvoll einordnen zu können und um Krankheit zu erklären, es zeigte sich aber auch, daß ein solches Wertsystem erforderlich ist, um Krankheit zu mildern und Heilung im Sinne von Heil zu finden. In diesem Zusammenhang erwies sich, daß ein erwartungsvoller Glaube an den Heiler die Zeit der Rekonvaleszenz verkürzen kann. Leider findet dieses Element des Glaubens und Vertrauens nicht immer seitens des Arztes ein Gegenstück. Wenn der Arzt anerkennend von dem »kooperativen« Patienten spricht, meint er meistens den vollkommen fügsamen Patienten. Diese und ähnliche Studien machten klar, daß sowohl Theologen als auch Ärzte die Frage in weiterem Zusammenhang angehen müssen als ihre Disziplin es tut. Der erste Schritt, das zu erreichen, wäre dann herauszufinden, ob man über die gleichen Dinge mit verschiedenem Vokabular spricht; der zweite, ob sie die gleiche Person im Blick haben oder in anderen Worten: ob ihre verschiedenen Gesichtspunkte in einer einzigen Sicht des Menschen vereinigt werden können.

Wenn man sich im Grenzland zwischen den Disziplinen der Medizin und der Theologie bewegt, gibt es zwar einige Wegweiser, die noch zu entziffern sind, aber man kann sich trotzdem leicht verirren. Wie sehr man sich auch bemüht, die Hindernisse an den Grenzen außer acht zu lassen, sie sind leider noch da. Manche Hindernisse können bis zu Descartes ins 17. Jahrhundert zurückverfolgt werden. Seine Trennung von Seele und Leib war die Grundlage für eine mechanistische Interpretation der sichtbaren, physischen Welt. Der Leib wurde als Maschine gesehen, die man auseinandernehmen und wieder zusammensetzen kann, wenn Struktur und Funktion vollständig erfaßt sind. Daraufhin setzte sich in der Medizin mehr und mehr die Einstellung des Ingenieurs durch, der sich darauf verläßt, daß man in die Arbeit der Maschine eingreifen kann. Da dieser Ansatz oft erfolgreich war, wurden die so Behandelten blind gegenüber den schwerwiegenden Mängeln dieses Verständnisses von Gesundheitsproblemen.

Wem das »Heil« am Herzen liegt, weiß, was ihm im Wege steht: es ist die Sünde und die Sündhaftigkeit des Menschen. Aber die rationale Sicht des Menschen, die wegen des Ansehens der Naturwissenschaft vorherrscht, läßt wenig Raum für einen solchen Begriff der Sünde. Es ist sehr viel leichter, sich mit der deterministischen Annahme zufrieden zu geben, daß das, was wir tun, weil wir es nicht lassen können, keine Sünde sein kann. Sogar unser eigenes Schuldgefühl schieben wir schlechter Anpassung, schlechter Funktion und menschlicher Schwäche zu, und diese Art Schuld kann beseitigt werden, wenn man zeigt, daß sie nicht relevant ist.

Wenn wir die Barrieren an den Grenzen vermindern wollen, dann müssen wir auf dem medizinischen Gebiet Analogien zu den christlichen Begriffen Sünde – Schuld – Reue – Vergebung – Erlösung suchen. Wir müssen auch herausfinden, ob der Arzt, der den Leidenden erfolgreich von Schuld heilt, im wesentlichen dasselbe tut, oder ob es etwas ganz anderes ist als das, was geschieht, wenn das Evangelium verkündet und zum Heil angenommen wird.

Die bedeutsamsten Beiträge zu den Vorbereitungen von Tübingen II kamen von Dr. R. A. Lambourne, der als Arzt bereits grenzüberschreitend Theologie studiert hatte. Sein Buch mit dem Titel »Community, Church and Healing«[1] (Gemeinschaft, Kirche und Heilung) wurde 1963 veröffentlicht, es folgte dann eine Reihe von Artikeln und Vorlesungen bis zu seinem frühen Tod im Jahre 1972. Er erinnerte uns daran, daß die Struktur eines Gesundheitssystems mit seinen Kliniken, Hospitälern und Gesundheitsarbeitern nur die sichtbare Spitze eines Eisbergs ist. Ein großes, aber weithin nicht beachtetes Heer von Verwandten, Freunden und Nachbarn sorgen für die Kranken zu Hause und unterstützen sie. Das Hospital schafft zwar eine aseptische Umgebung, gleichzeitig isoliert es aber auch den Kranken von Familie und Gemeinschaft, also von denen, die ihn zu Hause betreuen. Außerdem hat das Anwachsen der medizinischen Spezialisierung dazu geführt, den Patienten in pathologische Teile zu zerlegen, so daß er immer weniger als ganze Person gesehen und behandelt wird.

Lambourne sah in dem Geschehen einer Heilung eine enge Parallele zu dem Sakrament des Abendmahls, durch das die Gemeinde sich und ihre Glieder durch den Leib und das Blut Christi, ihres Herrn, am Leben hält. In jedem Heilungsgeschehen hat sich Christus als Vertreter der Gemeinschaft gesehen, die damals und noch heute durch seinen Leib, die Gemeinde, an ihm teilhat. So ist es die christliche Gemeinde als ganze, die der heilende Leib Christi unter den Menschen sein soll und *sein kann*, wenn sie in Wahrheit eine Gemeinschaft geworden ist, in Ihm verbunden. Wenn die christliche Gemeinde dem kranken Menschen in ihrer Mitte dient, kann sie selbst heil und ganz werden. »Der Krankenbesuch ist kein isolierter Akt eines Einzelnen zu einem bestimmten Zeitpunkt. Er soll ein Andenken sein an das, was Gott tat, als er sein Volk besuchte. So bietet sich die Kirche in dem Krankenbesuch in Wort und Tat mit dem Leben Christi und seinem heilenden Tun dar, und der Kranke, der besucht wird, begegnet der Liebe, die von Gott gesandt wird, um zu heilen und zu retten. Ein kranker Mensch ist mit dem Leibe Christi verbunden. Er ist eingebunden in die Gemeinschaft mit Christus, in die Gemeinschaft mit dem Heiligen Geist und die Gemeinschaft der Heiligen. Er ist eingebunden durch die Gemeinschaft der Liebe. Diese Gemeinschaft der Liebe, die sich in der Ortsgemeinde findet und die das Leiden der eigenen Mitglieder und das Leiden in der Nachbarschaft umspannt, diese Gemeinschaft sollte eine therapeutische Gemeinschaft sein ...« (S. 120)

Seine radikalsten Gedanken entfernten sich vollkommen von unserer gewöhnlichen Auffassung vom Heilen, die dahin geht, daß es die Lasten ein bißchen abnehmen und von Leiden und Schmerz befreien soll. Für Lambourne ist ein Mensch nur ganz, wenn er sich mit dem Leiden anderer verbindet. »Hier liegt wahrhaftig ein Geheimnis, das im Leben Christi verkündet wird. Wer sein Leben retten will, wird es verlieren. Wer ganz geheilt werden will, muß leiden, indem er die Leiden anderer in Christus auf sich nimmt.« (S. 72)

Einer der interessantesten Artikel von Lambourne, der an die Teilnehmer von Tübingen II verteilt wurde, hatte den seltsamen Titel »Hospital Salt, Theological Savour and True Humanism« (Hospitalsalz, theologischer Wohlgeschmack und wahrer Humanismus)[2]. Darin dachte er über die Behandlung der einzelnen Patienten im Hospital nach, um herauszufinden, ob christlicher Glaube und christliches Leben der klinischen Medizin in dieser Situation etwas Relevantes zu sagen haben. Er tat dies im Zusammenhang mit seiner These, daß das Hospital ein machtvolles humanisierendes Instrument sei, das moderne Technologie mit persönlichem Engagement kombiniert und so zum »Tempel des 20. Jahrhunderts« wurde – ein Platz, der zum Teil unser Denken über das, was das Leben ist, widerspiegelt, zum Teil aber auch prägt. Auf diese Institutionen, zu deren täglichem Ablauf es gehört, daß hier Menschen geboren werden und sterben, wendet er die zentrale These seines Buches an. Er meint, daß »Heilungsereignisse eine soziale Erfahrung der Macht der Liebe sein sollten, die sich im Heilungsereignis bestätigt. In dem Akt der Heilung von Krankheit werden alle selbst wieder zur Ordnung zurückgeführt und eigentlich neu geschaffen, die daran glauben, daß die selbstlose Liebe der eigentliche und letzte Grund für Ordnung und für die Genesung von Personen ist, und die entsprechend handeln und auf Leid reagieren.«

Das Hospital ist ein Platz, wo dies geschehen kann; dabei hat es die Kirche weitgehend verdrängt, die nun ihre Schwierigkeiten damit hatte, das Evangelium der Tat zu predigen. Jetzt war es das Hospital, in dem die Wunder passierten. Diese Entdeckung kam aber zu einer Zeit, als das Hospital durch seine Größe, durch die Komplexität der Spezialisierung und durch das Wachstum und die Macht seiner seelenlosen Technologie selbst bedroht war. Als eine Folge dieser Entwicklungen erlebt die Gesellschaft nicht Freiheit, sondern ist der Überzeugung, durch »Dinge« vom Tod errettet worden zu sein. Lambourne argumentiert weiter, daß die klinische Medizin der natürliche Feind des extremen Objektivismus und der Wissenschaftlichkeit auf der einen und des extremen Subjektivismus oder Existentialismus auf der anderen Seite sei, weil ihre diagnostische Methode eine Mischung von objektiven Zeichen mit subjektiven Erklärungen, die von Patienten gegeben werden, sei. Aber auch hier kommt der Feind in Gestalt der Technologie und Forschung, um das zu entmenschlichen, was eigentlich ein sehr persönlicher Vorgang sein sollte. Die Ergebnisse einer langen Reihe von Untersuchungen werden wichtiger als die persönliche Beziehung in therapeutischer Begegnung. Wenn man das in institutionelle Form übersetzt, dann wird das Hospital eher zu einer Reparaturwerkstatt als zu einem Heim, in dem man sich um lebendige, beseelte Menschen kümmert.

Manches ist – bewußt oder unbewußt – durch die Übernahme einer Hierarchie von Werten geschehen, die unheilbar Kranke, Sterbende und Geisteskranke aus den Lehrkrankenhäusern ausschloß und damit das klinische Interesse des zukünftigen Arztes formt. Dadurch wird er aber auch völlig unzureichend darauf vorbereitet, mitleidend einem wesentlichen Teil menschlicher Erfahrung begegnen zu können. »Die Medizin wird mehr und mehr zu einem Instrument zur Elimination von Krankheit und immer weniger zur Fürsorge für Menschen mit oder ohne Krankheit. Chirurgen haben das höchste Prestige, Ärzte im öffentlichen Gesundheitsdienst und jene, die Unheilbare und Sterbende betreuen, stehen ganz unten. Wenn die Medizin Gesundheit als Fehlen von Krankheit sieht, muß es darum gehen, objektivierbare Defekte bei isolierten Einzelnen auszurotten.« Außerdem meinte Lambourne, daß »die Medizin keine Heilslehre hat, außer der der schnellen und totalen Beseitigung des Bösen. Angst, Schmerz, Leiden und Opfer nehmen in biblischer Schau und im christlichen Glauben eine paradoxe Position ein, da sie auf der einen Seite ganz und gar Gottes Willen entgegenstehen und auf der anderen Seite genau die Mittel des endgültigen Sieges darstellen; in der orthodoxen medizinischen Philosophie werden Angst, Schmerz, Leiden und Opfer isoliert und mit Gewalt beseitigt.« Dies wird illustriert durch die Art, wie die Medizin die Betreuung und den Dienst am Sterbenden wahrnimmt, denn Tod bedeutet Versagen. Jedoch darf man für diese Haltung nicht nur der Medizin die Schuld zuschreiben. Die Kirche hat zu oft versucht, Medizin auf enge ethische Grenzen zu beschränken, die auf einer prädarwinistischen Kosmologie basieren, auf dem sogenannten Naturrecht. Die Erfahrung mit einer solchen Moralphilosophie macht den Dialog immer noch schwierig, und dies kann sich nur ändern, wenn Medizin und Theologie sich über das Wesen des Menschen verständigen können.

Letztendlich »besteht das Heil nicht darin, daß der Mensch von Krankheit befreit wird oder darin, daß er den psychologischen Standard erreicht, von dem man glaubt, daß er das Maß für seelische Gesundheit sei. Gesundheit und Heil sind nicht gleichbedeutend, jedoch ist Gesundheit eine Begleiterscheinung des Dienstes für Gott«. Ebenso wie das Menschenbild des Evangeliums »grundsätzlich keine Trennung zwischen Erlösung des Leibes, des Geistes, der Seele und der ganzen physikalischen Ordnung zuläßt«, so muß auch die Medizin dieses Menschenbild entdecken, wenn sie überleben will und Leben spenden soll, wenn sie Salz für einen wirklichen Humanismus werden soll. Solang das Konzept lautet: Krankheiten heilen, und dies das erklärte Ziel und der Triumph der Medizin ist im Gegensatz zu dem anderen Konzept: die Ganzheitlichkeit des Menschen zu suchen und zu bewahren, und das in einer ganzen Gesellschaft, in der Gottes Sieg das Ziel ist, solange werden die Konzepte von Gesundheit und Heil für alle praktischen Ziele bedeutungslos bleiben. In den Papieren, die zur Vorbereitung der zweiten Konsultation verteilt wurden, war das gemeinsame Thema die Notwendigkeit, den Dualismus zwischen materiellen und geistlichen Realitäten zu überwinden, der weder dem biblischen noch dem heutigen Menschenbild, dem Verständnis von Krankheit und Heilung Rechnung trägt. Wenn es schon ganz natürlich ist, daß es verschiedene Interpretationen über das Wesen von Krankheit aus dem Blickwinkel des Arztes, des Theologen, des Psychiaters oder des Soziologen gibt, dann wäre es doch ein Irrtum anzunehmen, daß eine bestimmte Interpretation erschöpfend wäre oder andere ausschließt.

Auch die Tübingen II Konsultation fand in den angenehmen, schönen Räumen des Deutschen Instituts für ärztliche Mission vom 1.–8. September 1967 statt. Die Teilnehmer kamen aus Australien, England, Dänemark, Deutschland, Holland, Indien, Japan, Schweden und den USA. Eine Einführung versuchte, das Problem darzustellen und die Zwänge aufzuzeigen, die von dem Gesundheitsdienst und der Medizin her bestehen, wie z. B. die Tatsache, daß der Mensch insgesamt länger lebt, die Verweildauer im Hospital kürzer ist und daß er größere Hoffnung haben kann, von Krankheiten zu genesen, die früher tödlich verliefen; in diesem Prozeß jedoch wird der Mensch oft zu einem unpersönlichen Objekt reduziert. Wegen der Konzentration auf die lokale Pathologie geht seine Identität und individuelle Besonderheit leicht verloren. In der aseptischen Atmosphäre des Hospitals untergebracht, ist er weit entfernt von der vertrauten Umgebung, wo persönliche Betreuung von Familie und Freunden gegeben ist. Dazu kommt, daß die wachsenden Kosten der medizinischen Versorgung aufgrund des technologischen Fortschritts dahin führen, daß sie auf der Welt sehr ungleichmäßig verteilt sind: Mehr als die Hälfte der Weltbevölkerung kann kein medizinisches Versorgungsangebot wahrnehmen. Das aber ist nur eines der moralischen Probleme, in die sich die Medizin verstrickt hat. Sie verweist zwar stolz auf die höhere Lebenserwartung, hat aber wenig Interesse daran, was dieses längere Leben für einen Sinn hat. Ihr unzureichendes Angebot für Unheilbare und Sterbende macht klar, daß das zugrundeliegende Wertsystem den Nachdruck auf klinischen Erfolg legt: Der Tod ist der eigentliche Mißerfolg. Man möchte meinen, daß die Kirche die Antwort auf diese Fragen geben könnte. Die Kirche existiert, um Gott zu dienen, indem sie dem Menschen dient und seine Angst in Hoffnung verwandeln hilft. Jedoch muß man der Kirche vorwerfen, daß sie sich fast immer vor der Konfrontation mit den biologischen Wissenschaften zurückgezogen hat und das medizinische System unkritisch für ihre eigenen Ziele verwandt hat. Ist es vielleicht möglich, die Kirche zu ihrer eigentlichen Aufgabe zurückzurufen, Menschen zu befähigen, wahre Gesundheit zu finden, die, die mit dem Heil verwandt ist?

Was hier gesagt wurde, ist eine Zusammenfassung der Probleme, die den Teilnehmern der Konsultation vorgelegt wurden. Die Ergebnisse und Antworten aber entsprachen nicht den Erwartungen. Bischof Ian Ramsey erklärte, warum das so war. Seine Erklärung wird hier vollständig wiedergegeben, denn sie zeigt die Methode, die diese und die nachfolgenden Diskussionen bis heute prägte.

»Man hatte wohl erwartet, daß wir, um eine exegetische und systematische Theologie von Gesundheit und Heil zu erarbeiten (darum waren wir ja gefragt worden), zuerst Abschnitte aus dem Alten und dem Neuen Testament und vielleicht von den Kirchenvätern bedacht hätten und dies ausgeweitet hätten zu sehr verallgemeinernden Darlegungen über Gesundheit und Heil des Menschen. Aber durch ein solches Vorgehen kann man leicht versäumen, kreative Lösungsansätze für die Probleme zu suchen, wie sie heute auf dem Gebiet Gesundheit und Heil bestehen. Um dem zu entrinnen, wurde eine andere Methode versucht. In der Einführung bereits angedeutete konkrete Situationen, in denen mit den Problemen und strittigen Fragen gerungen wird, sollten neue Einsichten ermöglichen. Dadurch sollte auf unser Verständnis des Evangeliums neues Licht fallen, das uns dann bei der Lösung spezieller Probleme, die vor uns liegen, hilft.

Wir hoffen, daß wir z. B. aufzeigen können, wie wir angesichts bestimmter interpersoneller Probleme zu einem neuen Verständnis der Bedeutung des Kreuzes kommen. Dieses neue Verständnis des Evangeliums wird uns dann befähigen, Probleme aus christlicher Sicht zu sehen, z. B. das Arzt-Patienten-Verhältnis, mit dem wir anfingen. Oder andere Probleme, die Ärzte und Hospitäler betreffen, zu deren Lösung man eine beratende Gruppe braucht, können zu einem neuen Verständnis der Kirche als einer christlichen Gemeinschaft führen, und wenn das vorhanden ist, dann können wir in das Hospital etwas von dem bringen, was in der Kirche Christi vorhanden ist.

Es sind jedenfalls zwei Beispiele für die Vorgehensweise in den folgenden Abschnitten zu finden. Dieses Vorgehen kann befreiend sein, weil es darauf abzielt, die Gefahren einer stereotypen Theologie zu vermeiden, die weder den komplexen und weitreichenden Zwängen der gegenwärtigen Situation in Medizin und Theologie gerecht wird, noch dem lebendigen Christus und dem Charakter der christlichen Offenbarung. *Empirisch* gesprochen, könnte das Versäumnis, dort anzufangen, wo wir stehen, zu theologischen Phantasien führen, die weder Gott noch dem Menschen dienlich sind; theologisch gesprochen ist unsere Verfahrensweise als Methode ein Ausdruck unseres Glaubens an den lebendigen Gott, der das lebendige Wort ist.

Man könnte sagen. ›Aber warum dann mit den Problemen anfangen? Warum nicht mit Christus?‹ Hier müssen wir uns vor Verwirrungen hüten, denn es gibt Unklarheiten über die Sache mit dem ›Anfang‹.

Zweifelsohne beginnt alle christliche Theologie logischerweise mit Christus. In diesem Sinn muß ›das Erlösungswerk des lebendigen Christus‹ das Schlüsselwort für christliche Theologie sein. Aber der logische Anfang muß in der jeweiligen Situation nicht unbedingt der praktikable Anfang sein. Diese Anfänge wären nur im Himmel identisch, wo man Theologie – wie vieles andere auch – wohl kaum braucht. Jetzt aber müssen wir unsere Theologie praktisch im Keller oder wenigstens auf einem Seitenbalkon anfangen. Seelsorgerliche oder medizinische Anliegen können uns sehr wohl in der säkularen Welt anfangen lassen, auch wenn ›das Erlösungswerk Christi‹ logischerweise das Schlüsselwort ist, die Spitze darstellt, von wo aus die Theologie, wenn sie schließlich ausgearbeitet ist, sich ausbreiten wird. Solch ein Beginn mit Problemen verleugnet Christus nicht. Denn es sind nicht die unwichtigsten medizinisch-theologischen Diskussionen, wenn sie uns zur Praxis ermuntern beziehungsweise sogar fordern, daß wir handeln. Wir meinen, bei diesem Vorgehen könnte der lebendige Christus aufs neue offenbart werden, und zwar im Kontext echter Probleme. Er hat zu diesen Problemen etwas zu sagen.

So werden wir zu einer neuen theologischen Bescheidenheit aufgerufen, welche immer tiefere Einsichten in die menschliche Begrenztheit hervorbringt, wenn der Mensch den unendlichen Gott, mit dem er konfrontiert ist, besser erkennt. Dies sind die grundlegenden Überzeugungen, aus denen unsere gegenwärtigen theologischen Studien sich weithin entwickelt haben.«[3]

Als Ergebnis dieses Vorgehens beschäftigten sich die Diskussionen von Tübingen II mehr damit, die Rolle der Kirche in dem gesamten Heilungsprozeß zu ermitteln, als die Beziehung von Gesundheit und Heil zu erarbeiten.[4] Und doch konnte auf der Suche nach dieser Beziehung Kritik an manchen bestehenden Vorstellungen hinter der medizinischen Praxis des Westens nicht vermieden werden, wenn auch zu gleicher Zeit mit Dankbarkeit auf die großen Erfolge verwiesen werden muß, die aus dieser Praxis resultieren. So ist es nicht überraschend, daß der abschließende Bericht den Titel »Gesundheit – medizinische und theologische Aspekte« trägt.

Im Gegensatz zu der ersten Tübinger Konsultation gab es keinen formalen Ergebniskatalog, aber es wurden Vorschläge bezüglich der Rolle der Kirche als heilende Gemeinschaft gemacht. Auch wurden für die westliche medizinische Praxis Verbesserungen vorgeschlagen; es sollten vor allem interdisziplinäre Teams für die Konsultation und Therapie geschaffen werden. Auszüge des Reports finden sich im Anhang I.

Man hätte meinen können, daß diese beiden Konsultationen, die versuchten, die Gräben zwischen der Kirche und der Medizin zu überbrücken, bedeutsame Veränderungen im Leben der Kirche gebracht hätten, denn es war ja die Kirche, die angesprochen war und die auf ihren Auftrag erneut hingewiesen wurde. Man könnte argumentieren, daß die Publizität für die Berichte ungenügend war oder daß sie sich zu ausschließlich mit missionarischen Situationen befaßten. Aber auch wenn sie von den Kirchenführern gelesen worden wären, bleibt es zweifelhaft, ob die Empfehlungen in die Praxis umgesetzt worden wären. Denn Theologen konnten in letzter Zeit Konfrontationen mit biologischen Wissenschaftlern und Medizinern immer seltener durchhalten. Sie haben versucht, ihr Prestige zu erhalten und zu festigen, indem sie Sprache und Methode der Mediziner und Psychotherapeuten übernahmen, und dabei wurden sie so etwas wie untergeordnete Mitarbeiter des Gesundheitsteams. Die Öffentlichkeit erwartet zweifellos aus Erfahrung, daß die Geistlichkeit auf andere Berufsgruppen reagiert. So geriet sie beinahe zwangsläufig in die Rolle, auf Weltanschauungen und Lebensstile zu reagieren, die ohne theologische und prophetische Vision sich gebildet hatten.

Ausgehend von den USA verbreitete sich auch nach Europa und anderen Kontinenten ein neues Phänomen, das als »Pastoral Counselling« (Klinische Seelsorge) bekannt wurde. Sie hat einen neuen Berufszweig für Geistliche hervorgebracht; der Pfarrer arbeitet im Namen der Kirche und ihrer Mitglieder, damit besteht aber auch die Gefahr, daß er der Gemeinde die Verpflichtung abnimmt, selbst Teil der heilenden Gemeinschaft zu sein. Als Christus seinen Jüngern den Auftrag zu heilen gab, hat er sich nicht an eine Examensklasse einer medizinisch-professionellen Gruppe gewandt. Er hat allen, die ihm folgen wollten, eine Verpflichtung auferlegt.

Glücklicherweise ist der christliche Glaube nicht abhängig von seinen Institutionen und Professionellen. Das Evangelium verkündet noch immer einen Gott der Liebe und Gerechtigkeit, der alle Technologien überwindet und eine Lebensqualität anbietet, die Gesundheit und Ganzheit (Heil) so hervorbringt, wie es Gottes Plan für sein Volk entspricht. Für alle, die »Geheimnisse« der theologischen Formulierungen nicht ergründen können, bleibt immer noch die Einladung von Christus selbst: »Kommt her, ihr Gesegneten meines Vaters, ererbet das Reich, das euch bereitet ist von Anbeginn der Welt! Denn ich bin hungrig gewesen, und ihr habt mich gespeist. Ich bin durstig gewesen, und ihr habt mich getränkt. Ich bin ein Fremdling gewesen, und ihr habt mich beherbergt. Ich bin nackt gewesen, und ihr habt mich bekleidet. Ich bin krank gewesen, und ihr habt mich besucht. Ich bin gefangen gewesen, und ihr seid zu mir gekommen ... Wahrlich, ich sage euch: Was ihr getan habt einem unter diesen meinen geringsten Brüdern, das habt ihr mir getan.« (Matth. 25, 34–36, 40)

Anmerkungen

1 Herausgegeben von Darton, Longman-Todd (inzwischen vergriffen), London 1963. Es steht nur eine französische Übersetzung zur Verfügung.

2 Dieses bisher unveröffentlichte Papier wird vermutlich in einer Sammlung von Dr. R. A. Lambournes Vorträgen enthalten sein, die zur Zeit von Dr. Michael Wilson bearbeitet wird.

3 Bericht zu Tübingen II, Seite 4–5

4 Prof. Seward Hiltner von der Princeton Universität hatte zwei Grundsatzpapiere vorbereitet über dieses Thema, die vor der Konsultation als Studienmaterial benutzt wurden: »Gesundheit und Heil; Analyse der Worte«, und »Botschaft des Heils über Gesundheit«.

Kapitel 4
Die Untersuchung kirchlich-medizinischer Programme

Die Untersuchung kirchlich-medizinischer Programme auf nationaler oder regionaler Ebene begann gegen Ende 1963 mit einem umfassenden Studium der verschiedenen Einrichtungen der Protestantischen Kirchen in Nigerien, Uganda und Kenia. Der Nationale Kirchenrat dieser Länder hatte den Weltkirchenrat um Hilfe gebeten, da viele Gliedkirchen vor kurzem die Verantwortung für medizinische Programme geerbt hatten, die von Missionsgesellschaften begonnen und bis dahin unterhalten waren. Die Untersuchungen hatten zwei Hauptziele: 1. die Bedeutung der christlich-medizinischen Arbeit als professionelle Aktivität im Kontext der bestehenden Gesundheitsbedürfnisse wie auch in Beziehung zu anderen Körperschaften (staatlich oder privat), die denselben Bedürfnissen nachkommen wollen, herauszufinden; 2. die Bedeutung der christlich-medizinischen Programme für das Leben und die Mission der Kirche auf nationaler und lokaler Ebene zu ermitteln. Es ist anzumerken, daß es zum ersten Mal geschah, daß Untersuchungen von kirchlich-medizinischen Programmen interkonfessionell durchgeführt wurden. Zuvor hatte jede Denomination und jede katholische Gemeinschaft nur ihre eigenen Institutionen evaluiert.

Einer von denen, der an den anfänglichen Evaluationen beteiligt war, hat weithin einige der später formulierten Ergebnisse von Tübingen I vorweggenommen und sowohl bei Kirchenführern wie auch bei medizinisch Verantwortlichen das Konzept der Kirche als heilende Gemeinschaft eingeführt. Es zeigte sich jedoch, wie gründlich berufliche Rolle und allgemeine Ziele mißverstanden wurden: Während einige Leute voller Begeisterung darauf eingingen, war in der Kirche insgesamt wenig davon zu spüren, und es wurde auch kaum ein Versuch unternommen, etwas davon in die Praxis umzusetzen. Dies ist vor allem in Afrika erstaunlich, wo das Verständnis von Gesundheit und Krankheit häufig den ganzen Lebenszusammenhang mit einschließt. Man weiß ja, daß in allen diesen Ländern die unabhängigen Kirchen, in denen so verstandene Heilung eine besonders wichtige Rolle spielt, schnell gewachsen sind. Viele von ihnen wurden gegründet, weil man in den westlich orientierten Kirchen, die aus der Missionstätigkeit erwuchsen, die heilende Dimension vermißte.

Als die vierte landesweite Untersuchung in Auftrag gegeben worden war, hatte man versucht, die Fragebögen, die für diese und alle folgenden Untersuchungen der jeweiligen Länder verwendet werden sollten, zu standardisieren. Sie wurden im Lauf der Zeit langsam verbessert, als man einige Erfahrungen damit gesammelt hatte. Die vierte Untersuchung wurde vom Nationalen Kirchenrat in Malawi, Zentralafrika, in Auftrag gegeben. Durch einen glücklichen Zufall wurde diese Untersuchung ganz ökumenisch, da sie auch die römisch-katholischen Programme einschloß. Als der mit der Untersuchung Beauftragte auf dem Flugplatz in Blantyre ankam, wurde er dort vom Sekretär des nationalen Kirchenrates empfangen und darüber informiert, daß die Straßen vom Flugplatz vorübergehend gesperrt waren, weil man auf den Staatsbesuch des Kaisers Haile Selassie von Äthiopien wartete, dessen Flugzeug in einer Stunde eintreffen sollte. Während der erzwungenen Wartezeit ergab sich die Möglichkeit, den Bischof von Mzuzu kennenzulernen, der vom Norden des Landes eingeflogen war, um an der Bischofskonferenz teilzunehmen, deren Vorsitzender er gerade war. Als er hörte, worum es bei der Untersuchung ging, bat er darum, daß auch katholische Programme einbezogen werden sollten, und dieser Vorschlag wurde mit Einverständnis des Nationalen Kirchenrates angenommen. So begann eine Reihe von ökumenischen Unternehmungen, die nicht nur alle weiteren Untersuchungen einschloß, sondern auch andere Aktivitäten, von denen später erzählt werden soll.

Die Untersuchung begann mit einer Prüfung der Regierungspläne für die Entwicklung von Gesundheitsdiensten. Darin befand sich kein Hinweis auf die kirchlichen Programme, obwohl sie 40 % der bestehenden Gesundheitsdienste des Landes ausmachten. Der Grund für dieses Versäumnis war nicht so merkwürdig, wie es erscheinen mag. Es gab 26 kirchliche Organisationen, die diese Institutionen betrieben, sie hatten aber keine gemeinsame Stimme. Der Präsident von Malawi meinte, »sie spielen alle auf ihrem eigenen Hinterhof und schauen nie über die Mauern«. In einer solchen Situation wird Planen unmöglich. Am Ende der Untersuchung wurden die geprüften Institutionen zusammengerufen, um ihnen Ergebnisse und Empfehlungen der Untersuchung mitzuteilen. Die erste Empfehlung ging dahin, die Zersplitterung, die niemand heilt, sondern nur den Dialog verhindert, zu beseitigen und eine Vereinigung zu gründen, um die Aktivitäten zu koordinieren und zu gemeinsamem Planen miteinander und mit der Regierung zu kommen. Sie waren damit einverstanden, und der Präsident bot der Vereinigung Räume im Gesundheitsministerium an.

Es gab viele überzeugende Argumente für eine solche Koordination. Die Regierung hatte die Bedingungen für die Ausbildung von Pflegepersonal verschärft, keine Kirche konnte diese Bedingungen allein erfüllen. Ein Hospital z. B. hatte ein Ausbildungsprogramm für Laboranten angefangen, während das Hospital, das 60 km entfernt war, nichts davon wußte, obwohl seine Laborausrüstung und seine personelle Ausstattung erbärmlich ungenügend war. Wieder eine andere Institution hatte ein ausgezeichnetes Programm für die Ausbildung von Physiotherapeuten, bildete aber nur für sich selbst aus, obwohl Regierung und Kirche dringend solches Personal brauchten. Durch die neue Vereinigung beschlossen die Kirchen, folgende Ziele anzustreben: 1. Durch Zusammenarbeit aller Mitglieder den höchsten Stand und die beste Verteilung von Gesundheitsversorgung zu entwickeln; 2. die Zusammenarbeit mit dem Gesundheitsministerium zu fördern und als offizielle Vertretung für den privaten Sektor mit der Regierung von Malawi zusammenzuarbeiten, um so Programme zu fördern, wo immer sich eine Kooperationsmöglichkeit mit der Regierung ergab; 3. Ausbildungsprogramme zu entwickeln und zu koordinieren, die den Bedürfnissen des Landes angepaßt sind; 4. eine Regionalplanung zu beginnen.

Als diese Vereinigung und ihre Programme 10 Jahre später geprüft wurden, fand man, daß man sich zunächst auf die Entwicklung einer einheitlichen administrativen Praxis und auf den Austausch von Personal konzentriert hatte, daß sich die Aktivitäten später aber auf die Sorge für die öffentliche Gesundheitsarbeit und auf Dorfprogramme ausgedehnt hatten. Malawi mit einer Bevölkerungszahl von etwa 5 Millionen hatte – und so wird es wohl bleiben – eines der niedrigsten Pro-Kopf-Einkommen von Afrika, und die für Gesundheit zur Verfügung stehenden Mittel reichen bei weitem nicht aus, um die Bedürfnisse der Gesamtbevölkerung zu decken. Das Bemühen, diese Situation zu korrigieren, beschäftigte sowohl die Regierung als auch die »Private Hospital Association« von Malawi (so hieß die Vereinigung jetzt). Die letztere, die den privaten Sektor vertritt, hatte eine größere Flexibilität und konnte daher leichter neue Programme entwickeln. Sie begann damit, gemeinschaftsbezogener Medizin und vollintegrierten Programmen die höchste Priorität zuzuerkennen. Anfang 1968 beschloß das Komitee für das öffentliche Gesundheitswesen, sich auf die Entwicklung von Kliniken für Kinder unter 5 Jahren zu konzentrieren; damit sollte die große Gruppe von Müttern und Kindern erreicht werden, die man normalerweise nicht in den Ambulanzen sieht. Die Private Hospital Association besorgte gedruckte Gewichtskurven aus Kenia und begann mit Ausbildungsprogrammen für die mittleren Kategorien von Gesundheitsarbeitern, um diese Kliniken zu besetzen. Wenige Monate, nachdem dieses Programm angelaufen war, startete auch das Ministerium ein ähnliches Programm; heute werden Karten mit Gewichtskurven für beide Programme von der Regierungsdruckerei in Malawi hergestellt. Man schätzt, daß 35 % der Kinder unter 5 Jahren in Malawi wenigstens einmal in eine solche Klinik kommen, wo das Gewicht kontrolliert wird und die meisten DPT-, Polio- und BCG-Impfungen bekommen. Mütter erhalten Gesundheitsunterricht und Ernährungsberatung, und dabei wird auch praktischer Kochunterricht gegeben. Man kann den Umfang des Interesses an Präventivmedizin an dem Anwachsen der Impfungen auf dem privaten Sektor ablesen: 1967 waren es 29735, 1972 waren es bereits 234283.

Im Gegensatz zu anderen Ländern, wo private Organisationen weiterhin Hospitäler als Zentren des Gesundheitsdienstes entwickelten, hat die Private Hospital Association in Malawi nur ein kleines Hospital dazugebaut und ein paar andere etwas erweitert. Das Hauptgewicht lag auf der Entwicklung von ländlichen Kliniken und Rehabilitationszentren für Ernährungsschäden. Man machte Versuche mit Vorschul-Ernährungsprogrammen, mit Publikationen von Gesundheitserziehungs-Literatur und entwickelte Auffrischungskurse für ländliche Gesundheitsarbeiter. Programme zur Verhütung von Zahnschäden begannen im Norden von Malawi unter Leitung eines kanadischen Zahnarztes, der von der United Church of Canada unterstützt wurde, aber an einem katholischen Krankenhaus arbeitete, das von den Medical Missionaries of Mary aus Drogheda in Irland geführt wurde. Dies ist ein weiteres Beispiel ökumenischer Zusammenarbeit, die in Malawi bahnbrechend unternommen wurde.

Als Folge der Koordination der Entwicklung integrierter Gesundheitsdienste wurden viele konfessionelle Barrieren überbrückt. Den Hospitälern wurden für die Überweisung von Patienten Dispensarien und Kliniken zugeordnet, und dabei spielten Faktoren wie Erreichbarkeit, Geographie und Bevölkerungsdichte eine Rolle. Bei all dem aber ging die Identität der jeweiligen Institution und der Bezug zu der Gründungsorganisation nicht verloren.

Dieser etwas lange Bericht über die Erfahrungen in Malawi sollte zeigen, daß Kooperation der Kirchen untereinander unweigerlich zu größerer Verantwortlichkeit gegenüber den nationalen Gesundheitsbedürfnissen führte, weit über die Beschäftigung mit individuellen institutionellen Problemen hinaus. Die kirchlichen Hospitäler in Entwicklungsländern haben zu oft in der Annahme gearbeitet, daß Krankheitsverhütung und Förderung von Gesundheit ausschließlich die Verantwortung der Regierung wäre. Das ist verständlich, wenn die nationalen Gesundheitssysteme recht unangepaßt sind und sich an westlichen Ländern orientieren; es ist ja so, daß viele kirchliche Hospitäler in Afrika noch unter ausländischer Leitung stehen. Deshalb ist es wirklich bedeutsam, daß das Programm für nationale Koordination und Planung in Malawi und die danach folgenden den integrierten Programmen die höchste Priorität gegeben hat, die der Masse der Bevölkerung bessere Gesundheitsversorgung bringen. Im Falle von Malawi war die umfassende Kooperation der Regierung ein wichtiger Faktor, damit dies möglich wurde. Aber auch die Regierung zog Nutzen aus diesem Arrangement, da sie es mit einer Organisation zu tun hatte, die mehr als 150 verschiedene Einheiten repräsentierte und im Ministerium untergebracht war.[1]

Nicht alle Untersuchungen hatten ein so gutes Ergebnis wie die in Malawi. Einige, z. B. in Indonesien und Kamerun, brachten statistisches Material zusammen, aber kaum mehr. Empfehlungen, wie die, die Arbeiten der kirchlichen Institutionen zu koordinieren, wurden nicht angenommen. Es zeigte sich auch, daß dort, wo ein gewisser Grad von Zusammenarbeit schon vorhanden war, wie etwa dann, wenn es eine protestantische oder eine katholische Hospital Association oder auch beides gab, es praktisch unmöglich war, weitere sinnvolle Zusammenarbeit zu erreichen, wie das in Malawi geschehen war. Manche Organisationen hatten mehr zum Ziel, mit der Regierung über höhere finanzielle Unterstützung zu verhandeln. Da sie mit diesem sehr eng begrenzten Ziel Erfolg hatten, wollten sie keine weitergehende Zusammenarbeit riskieren, da dies ja ihre individuelle, begrenzt kooperative Identität hätte bedrohen können und den Eigeninteressen des Personals zur Gefahr werden könnte.

Dennoch waren die Ergebnisse in Sambia und Ghana ganz ähnlich wie in Malawi. Es wurden Koordinationsbüros mit einem hauptamtlichen Geschäftsführer gegründet, und dadurch kam es zu effektiverer Zusammenarbeit mit der Regierung und damit zur Beteiligung an der nationalen Gesundheitsplanung. Nach diesen Ländern waren es dann Botswana, Lesotho, Nigerien und Sierra Leone, die diesem Beispiel folgten.

Im Subkontinent Indien erfolgten 5 regionale Untersuchungen. Wenn es auch unmöglich war, alle 620 Hospitäler und 570 Kliniken, die von den verschiedenen Kirchen – protestantischen und katholischen – unterhalten wurden, zu besuchen, so wurden einige Gebiete und Institutionen ausgewählt, die zusammen ein repräsentatives Bild der Situation möglich machten. Die erste Untersuchung wurde im Jahre 1965 in Nordost-Indien durchgeführt, bis Ende 1967 erfolgten Punjab, Haryana, Uttar Pradesh, Madhya Pradesh, Andhra Pradesh, Mysore, Kerala und Madras mit kurzen Abstechern in einige der Nachbarstaaten.

Die Berichte dieser Untersuchungen wurden vom Stab des »Christian Medical Council« (Christlich-medizinischer Rat) in New York zusammengefaßt und ausgewertet; dieser Rat berief dann eine Konsultation mit den Vertretern von kirchlichen Werken ein, die medizinische Arbeit in Indien trugen. Es sollte eine Übereinstimmung erreicht werden über die weitere Strategie als Vorbereitung für Gespräche mit indischen Kirchenführern, die die letzte Entscheidung zu fällen hatten. Manche der Ergebnisse waren so allgemeingültig für alle Länder, die untersucht wurden, daß sie hier erwähnt werden sollen. Das folgende stammt aus einer »Konsultation über die Strategie der christlich-medizinischen Arbeit in Indien« vom 22. März 1968 und wurde unterstützt vom »Christian Medical Council of the Division of Overseas Ministries« (Christlich-medizinischer Rat der Abteilung für Dienste in Übersee) des Nationalen Kirchenrates der Vereinigten Staaten. Sie werden von einem kurzen Überblick über die Schlußfolgerungen ergänzt, die es in allen Prüfberichten aus 18 Entwicklungsländern gab. Für Indien hatte ein unabhängiger Beobachter mit mehreren Jahren Erfahrung in säkular-medizinischer Arbeit in Indien, der die Berichte gelesen hatte, folgendes zu sagen: »Ich glaube nicht, daß es eine unfaire Beschreibung der Lage ist, wenn festgestellt wird, daß die medizinische Arbeit der Kirchen in Indien ungeplant, unkoordiniert und ohne klare Ziele ist. Man versucht recht unrealistisch, Nöten zu begegnen, deren Umfang man nicht sorgfältig ermittelt hat, und das angesichts sehr begrenzter Mittel. Man erkennt keine klaren Pläne, in denen festgelegt ist, was die Kirche eigentlich will, man sieht keine echten Anstrengungen, die Bedürfnisse der Gemeinschaft, in der die Kirche arbeitet, abzuwägen.

Warum sollte die Kirche in Indien Hospitäler unterhalten? Sollten auch Christen in den Hospitälern arbeiten oder sollte die Hospitalarbeit ganz von Christen getan werden? Sollte der Schwerpunkt auf ländlicher Arbeit liegen, wo medizinische Versorgung nicht vorhanden ist, oder in städtischen Bereichen, wo mehr Menschen konzentriert sind, denen das Zeugnis auffällt? Sollte die Kirche ein Modell-Hospital mit hohem Standard errichten oder sollte die Kirche das Ziel verfolgen, den Standard der gesamten medizinischen Versorgung der Gesellschaft zu erhöhen? Es scheint, daß die Kirche sich auf das erstere Ziel konzentriert, obwohl vom christlichen Standpunkt aus die Argumente mehr für das letztere sprechen. Vielleicht ist das Schlimmste an den Hospitälern nicht, daß sie langsam veralten, sondern die Tatsache, daß Steine und Zement uns physisch gefangenhalten, unseren Blick verstellen und unseren Horizont einengen.

Die Kirche muß die Tatsache anerkennen, daß es für sie menschenunmöglich ist, alle medizinischen Nöte Indiens auf sich zu nehmen. Unter diesen Umständen wäre es für die Kirche vernünftig, die Nöte der Menschen zu erfassen, bestimmte Prioritäten zu setzen und sich damit zufriedenzugeben, diese zu befolgen. Wenn sie das tut, dann wird sie sehr wahrscheinlich herausfinden, daß die 95 % ihres Engagements, das sie in kurativer Medizin in einem Land wie Indien gebunden hat, nicht gerechtfertigt sind.

Auf finanziellem Gebiet kann ich wirklich keinerlei Logik oder christlichen Grund dafür finden, daß ein christliches Hospital sich selbst finanziell tragen soll. Ich lehne das Argument ab, daß ein reicher Patient genauso in Not ist und Hilfe braucht wie der, der wirtschaftlich arm ist. Es ist eine Tatsache, daß in Indien und in anderen Ländern die mittlere Einkommensklasse und die Reichen die wirtschaftliche Macht haben, den Armen viele der medizinischen Fachkräfte und Dienste im privaten Bereich wegzunehmen; die Kirche sollte sich aber nicht als Instrument gebrauchen lassen, ungerechte Macht zu bestärken. Ich sehe ein, daß bestimmte Entscheidungen aus logischen oder christlichen Gründen getroffen werden, nicht aber aus ökonomischen Gründen, wenn es um Krankheit geht. Wenn für Privatpatienten gebaut wird, um das Budget zu erhöhen und so die Kirche zu befähigen, die Armen zu behandeln, dann meine ich, ist der Grund, warum die Kirche auf medizinischem Gebiet arbeitet, nicht beachtet, weil die Reichen und die Armen als ›Es‹, als Objekt, und nicht als ›Du‹ behandelt werden. Ich gebe zu, daß die finanziellen Probleme viele Kopfschmerzen verursacht haben, und ich bin ganz sicher, daß sie der Kirche viel Ärger bereitet haben, aber ich glaube nicht, daß veraltete Gebäude oder Mangel an finanziellen Mitteln das größte Problem für die Kirche darstellen. Das größte Problem ist der Mangel an hingebungsvollem Personal. Es ist für uns leichter, uns von dem beeindrucken zu lassen, was wir tun, aber ich glaube, Indien würde sich mehr beeindrucken lassen von dem, was wir sind.«

Andere Beobachtungen, die aus der Auswertung der indischen Untersuchung kamen, sagten folgendes aus: »Jeder ist überwältigt von den Ansprüchen und Forderungen der kurativen Medizin mit mehr klinischer Arbeit vor der Tür, als man leisten kann, mit dem Resultat, daß für immer mehr Menschen immer weniger getan wird. Dies hat dazu geführt, daß Planen auf weite Sicht und jegliches Angehen von integrierter Gesundheitssorge unmöglich wurde.« »Administrative Beziehungen zwischen der Kirche und den Hospitälern waren im allgemeinen nicht gut. Medizinische Komitees kümmerten sich mehr um die dringlichen Erfordernisse der Kirchenpolitik und Machtstrukturen als darum, die uneigennützigen Fachkenntnisse zu vermitteln, die so komplizierte Institutionen, wie Krankenhäuser es sind, brauchen. Konfessionelle Kontrolle der Hospitäler hat mit Erfolg regionales und funktionelles Planen verhindert, das absolut erforderlich ist, wenn die Hospitäler als Ausdruck christlicher Fürsorge den Menschen dienen sollen. Es gibt verschiedene Beispiele, daß christliche Hospitäler zur gegenseitigen Ergänzung gut zusammenarbeiten könnten, wenn sie ihre Arbeit besser koordinierten. Dadurch könnten sie auch Regierungs- und private Dienste in einer bestimmten Gegend ergänzen. Stattdessen haben sie Beziehungen zu anderen Hospitälern, die meilenweit weg sind und zur gleichen kirchlichen Denomination gehören, aber ganz anderen Bezirken zugehören.«

Eine interessante Tatsache, die durch die Untersuchungen insgesamt zutage kam, war die, daß die Kirchen gemeinsam einen beachtlichen Beitrag der medizinischen Versorgungsmöglichkeiten dieser Länder erstellen. Wenn man den Anteil der Hospitalbetten und Kliniken der Kirchen anschaut, dann waren es in Tanzania 43 % der gesamten im Lande vorhandenen Möglichkeiten, in Malawi 40 %, in Kamerun 34 %, in Ghana 27 %, in Taiwan 26 %, in Indien 20 %, in Pakistan 13 % und in Indonesien 12 %. Man sollte nicht zuviel in diese Zahlen hineinlesen, denn zur Zeit der Untersuchungen war der kirchliche Sektor keine geschlossene Gruppe, es gab mit wenigen Ausnahmen kaum Gemeinsamkeiten. Der folgende Kommentar ist einem offiziellen Bericht aus dem Jahre 1964 an die Regierung von Tanzania entnommen. Er befaßt sich mit Gesundheitsdiensten und ist wohl für die meisten Länder typisch. »Mindestens 21 verschiedene nicht-staatliche Körperschaften unterhalten medizinische Dienste in Tanzania. Zahl und Verschiedenheit dieser Körperschaften stellen viele schwierige Probleme dar, wenn man integrierte Dienste entwickeln möchte. Es gibt keine zentrale Organisation, der die Körperschaften verantwortlich wären; die einzelnen Hospitäler werden von den jeweiligen Organisationen betreut, denen sie gehören. Zwischen den privaten Organisationen besteht wenig Koordination, aber auch zwischen diesen Organisationen und dem öffentlichen Sektor. Es gibt ein ›Mission Medical Advisory Committee‹ (Beratungskomitee für missionsärztlichen Dienst), um die Koordination zwischen den Vertretern der verschiedenen Stellen und den Vertretern der Regierung zentral zu fördern, aber die Entscheidungen dieses Komitees sind für die einzelnen Organisationen keineswegs bindend.«

Die Untersuchungen zeigten außerdem einen beachtlichen Anstieg der laufenden Kosten in diesen Ländern, der auf die wachsende technologische Komplexität der modernen medizinischen Arbeit zurückzuführen ist und natürlich auch auf höhere Löhne, weil höher qualifiziertes Personal angestellt werden mußte, eben weil die Technologie komplizierter wurde. Eine Stichprobe von 25 Hospitälern in 20 Ländern zeigte ein Anwachsen der laufenden Kosten um 100 bis 150% im Verlauf von 10 Jahren. Die »verbesserte« Ausbildung des Pflegepersonals hatte einen explosiven Effekt. Es kostete nicht nur zehnmal mehr als früher, eine Schwester auszubilden, sondern diese höher ausgebildeten Schwestern durften ein höheres Gehalt erwarten und fordern. In den kirchlichen Hospitälern wurden diese höheren Kosten meist in Form höherer Gebühren an die Patienten weitergereicht. Aber auch da stieß man bald an Grenzen, weil die Pflegekosten schneller anstiegen als das Pro-Kopf-Einkommen.

Es muß noch ein Faktor im Zusammenhang mit den Finanzen erwähnt werden. Da laufende Kosten es erschwerten, bilaterale Beziehungen zwischen Kirche und Mission und ihren Hospitälern zu unterhalten, war in der Form der »Geberorganisationen«, die beachtliche Summen zur Verfügung hatten, ein neues Phänomen entstanden. Das meiste Geld stand aber nur für Investitionskosten wie Bauten und Ausrüstung zur Verfügung. Die Anfragen um Hilfe an die Geberorganisationen kamen größtenteils von einzelnen Chefärzten, deren ehrgeizige Träume für ihre eigenen Institutionen wenig Bedeutung im Zusammenhang mit den Prioritäten eines Landes auf dem Gesundheitssektor hatten. Auch wenn solche Anfragen von den nationalen Kirchenräten geprüft werden sollten, so standen ihnen selten erfahrene Leute für eine solche Aufgabe zur Verfügung.

Die Ergebnisse der Untersuchungen können durch die folgenden beunruhigenden Tatsachen zusammengefaßt werden:

1. 95 % der kirchlichen medizinischen Aktivitäten konzentrierten sich auf kurative Dienste in Hospitälern und Kliniken. Es geschah sehr wenig, um Gesundheit zu fördern und Krankheit zu verhindern.
2. Kurative Arbeit dieser Art wurde immer mehr die anerkannte Verantwortung der Regierungen. Trotzdem erreichen die Dienste der Kirchen und Regierungen zusammen kaum mehr als 20 % der Bevölkerung dieser Entwicklungsländer. Damit waren 80 % von der Versorgung ausgeschlossen oder mußten traditionelle Heiler in Anspruch nehmen.
3. Die laufenden Kosten für diese Institutionen nahmen jährlich um das Vierfache des Wachstums des Einkommens zu. Die Notwendigkeit, die Kosten durch Patientengebühren aufzubringen, hat notwendigerweise das Patientengut verändert. Die ganz Armen konnten es sich nicht mehr leisten, Hospitäler in Anspruch zu nehmen, und diese fanden es zunehmend schwieriger, Arme aufzunehmen.
4. Der Ort, an dem die Hospitäler sich befanden, war häufig nicht so sehr durch eine Analyse der Gesundheitsbedürfnisse, als durch kirchliche Gesichtspunkte und historische Umstände bestimmt. So kam es oft zu Überlappung und Verdoppelung.
5. Entwicklungspläne für Gesundheitsversorgung der Regierungen zeigten, daß man den Beitrag der Kirchen ignorierte. Man erklärte diese Tatsache damit, daß die Kirchen sich gegenseitig ebensowenig anerkannten, wie sie die Pläne der Regierung anerkannten. Deshalb war es unmöglich, sie in den Planungsprozeß einzuschalten. Es ist ganz klar, daß es für die Regierung schwierig ist, mit einer großen Zahl von kirchlichen Institutionen, die selbst ohne Beziehungen zueinander sind, zu arbeiten.

Alle diese Folgerungen wiesen auf die dringende Notwendigkeit hin, daß die Kirchen, die im medizinischen Bereich arbeiten, enger zusammenarbeiten müßten, um ihre begrenzten Mittel besser zu nutzen; dieses sollte durch Koordination der Arbeit und durch gemeinsame Planung mit der Regierung ermöglicht werden. Die Alternative war nur die, daß man im alten Stil der einseitigen Beziehungen zwischen Kirchen und Missionsgesellschaften mit »ihren« Hospitälern weitermacht und die unvermeidbare Konsequenz in Kauf nimmt, daß viele Krankenhäuser geschlossen werden müssen. Steigende Kosten, Mangel an professionellem Personal oder auch die Unfähigkeit, den Plänen der Regierung zu folgen, würden dies unvermeidbar machen.

Als Reaktion auf diese Situation schuf der Weltkirchenrat eine christliche Gesundheitskommission, die im Juni 1968 mit der Arbeit anfing. Sie wurde mit derAufgabe betraut, die nationale Koordination kirchlich-medizinischer Programme zu fördern und die besten Möglichkeiten zu erforschen, wie die Kirchen ihr Anliegen für ganzheitliche Gesundheitsversorgung ausdrücken könnten. In der Kommission sollten zwei konvergierende Interessen zusammengeführt werden: ein funktionales und ein theologisches. Man hatte dabei die Hoffnung, daß die Ergebnisse und Empfehlungen der beiden Tübinger Konsultationen durch das Programm der Kommission praktisch verwirklicht werden könnten. Ihre Mitglieder wurden »ad personam« gewählt, um damit die nötige Sachkenntnis für die Aufgabe sicherzustellen; es wurde aber auch darauf geachtet, daß die Mitglieder für die Kirchen akzeptabel waren.

Anmerkungen

1 Die Beschreibung der Entwicklung in Malawi ist einem früheren Bericht des Autors entnommen, der in CONTACT Nr. 26 »Health Care for All« (Gesundheit für alle) erschienen ist. CONTACT wird von der Christlichen Gesundheitskommission des Weltrates der Kirchen herausgegeben.

Kapitel 5

Die Anfänge der Christlichen Gesundheitskommission – ihre Betonung der gemeinschaftsbezogenen Gesundheitsversorgung

Es war Auftrag der Kommission, a) die Kooperation der Kirchen untereinander, ob Mitglieder des Weltkirchenrats oder nicht, und b) die Kooperation zwischen den Kirchen insgesamt mit anderen nicht-staatlichen Organisationen und der Regierung zu fördern, und zwar so, daß durch die Errichtung von Einrichtungen zur gemeinsamen Planung die Ressourcen für medizinische Arbeit besser genutzt würden. Solch regionales Planen sollte die folgenden Ziele haben:

1. Erarbeiten von gemeinsamen Ausbildungsprogrammen.
2. Die richtige Verwendung von Ressourcen, um Überlappung zu verhüten und ergänzende Dienste zu ermöglichen.
3. Austausch von Personal zu ermöglichen.
4. Entwicklung einer allgemeinen Strategie für gemeinsames Planen mit Regierungsstellen.
5. Hilfe bei der Entwicklung einer einheitlichen Praxis in Verwaltung und Finanzgebaren.
6. Hilfe bei der Entwicklung von Projekten gemeinsamen missionarischen Handelns auf dem Gebiet ärztlicher Mission; dabei sollte den Institutionen, die daran teilnehmen, Rat gegeben werden.

Die Kommission sollte das Wesen des christlichen Heilungsauftrages und die damit verbundenen Probleme in einer sich ändernden Welt studieren und deren Studium anregen. Dazu sollte sie auf allen sechs Kontinenten aktiv sein und zu anderen Organisationen die ähnliche Aufgaben haben, Beziehungen aufnehmen. Entsprechend diesen Studien sollten ausgewählte experimentelle Programme entwickelt und finanziert werden, die strategische und katalytische Bedeutung haben, besonders auf dem Gebiet der umfassenden Gesundheitsförderung und der Ausbildung entsprechenden Personals.

Die Kommission sollte Informationen über bestehende Gesundheitsprogramme und medizinische Programme sammeln; sie sollte auf

Anfrage Untersuchungen durchführen und Informationen darüber sammeln, welche Experten für Planung und Unterhalt für medizinische Einrichtungen vorhanden sind, über die Administration dieser Einrichtungen und über die Beziehungen dieser Verwaltungen nach außen; sie sollte geeignete Kanäle entwickeln, um diese Information zu verbreiten. Anfragen nach Mitteln für Aufbau und Erweiterung von medizinischen Institutionen sollten weiterhin an die jeweiligen Organisationen gehen, die dabei helfen konnten; die Kommission sollte die Abteilung des Weltrats beraten können, ebenso auch die nationalen Kirchenräte, die kirchlichen Stellen und Missionsgesellschaften, und zwar bei speziellen Projekten, bei der strategischen Planung und um in bestimmten Situationen Prioritäten abzustecken. Um die Effektivität dieser Arbeit zu verbessern, sollten auch mit den entsprechenden Organisationen der Vereinten Nationen, mit den Gesundheitsministerien der Regierungen, mit Stiftungen und anderen Körperschaften, die international auf dem Gesundheitssektor arbeiten, entsprechende Verbindungen geschaffen werden.

Der erste Entwurf dieses Auftrags wurde einigen internationalen Organisationen, die sich mit medizinischer Arbeit beschäftigten, geschickt; von dort kamen hilfreiche Vorschläge. Das trifft besonders zu für die Rockefeller-Stiftung, deren Ärzte J. Weir und Dr. J. H. Bryant großzügig viel Zeit zur Verfügung stellten. Letzterer wurde der erste Vorsitzende der Kommission. Damals schrieb er an dem Buch »Health and the Developing World«[1] (Gesundheit und die Entwicklungsländer) – eines der Bücher von bleibendem Wert für alle, die mit der Gesundheitsversorgung für die Entwicklungsländer beschäftigt sind.

Nach mehreren Überarbeitungen wurde das Mandat den entsprechenden Komitees des Weltkirchenrats übergeben, die es schließlich einem unabhängigen Expertenkomitee übergaben, das seine Annahme empfahl. Da der Weltkirchenrat kein Geld hatte, um eine solche Kommission zu finanzieren, gab er sein Einverständnis, eine unabhängig finanzierte Gruppe der »Abteilung für Weltmission und Evangelisation und zwischenkirchliche Hilfe« zu schaffen. Die Kommission wurde zunächst für 3 Jahre berufen und danach noch einmal für 5 Jahre. Dann wurde sie den Gliedkirchen des Rates zur finanziellen Unterstützung empfohlen. Man glaubte, daß der Erfolg oder Mißerfolg einer solchen Empfehlung klarmachen würde, ob die Kirchen so etwas wollten! Innerhalb weniger Monate waren Geld und Zahlungsversprechen in Höhe von 500000 Dollar für das erste Stadium der Arbeit eingegangen.

Man mag sich fragen, warum sie »medical« (medizinische) Kommission genannt wurde, wo sie sich doch hauptsächlich mit Gesundheit beschäftigen sollte. Als zunächst vorgeschlagen wurde, eine christliche Gesundheitskommission zu gründen, hörte man von verschiedenen Heilungssekten, daß sie meinten, nun endlich im weltweiten ökumenischen Rat ein Forum zu bekommen. Da die Kommission den Kirchen, die medizinisch tätig sind, helfen sollte, wurde entschieden, daß es richtiger sei, sie auch so zu bezeichnen. Dabei hoffte man aber stets, daß damit in keiner Weise Interesse an nichtwissenschaftlichem Heilen ausgeschlossen würde.

Die Mitglieder der Kommission wurden vom Exekutiv-Komitee des Weltrats ernannt; sie repräsentierten fünf Kontinente. Von den 25 kamen 18 aus medizinischen Berufen, 2 von ihnen waren nationale Direktoren von Gesundheitsdiensten, 2 waren hohe Beamte bei der Weltgesundheitsorganisation und 4 waren Dekane an Medizinischen Hochschulen mit besonderem Interesse an internationalen Fragen der Gesundheit. Vertreten waren Kirchen und Missionsgesellschaften und 2 waren ex officio Mitglieder von entsprechenden Abteilungen des Weltkirchenrates. Der Exekutiv-Stab bestand aus 3 Leuten, dazu kamen 3 Assistenten. Alle diese Besetzungen erfolgten in der ersten Hälfte des Jahres 1968, und der Stab begann mit der Arbeit in Büros, die vom Weltkirchenrat in Genf vom 1. Juni dieses Jahres an gemietet waren.

Vor der ersten Sitzung der Kommission, die im September 1968 in Genf stattfand, wurden Versuche unternommen, die Katholische Kirche zur Teilnahme zu bewegen, wenn es auch nicht leicht war, in den Strukturen des Vatikans die entsprechenden Ansprechpartner zu finden. Der Erfolg ökumenischer Zusammenarbeit auf nationaler Ebene machte eine ähnliche Zusammenarbeit auf internationaler Ebene einfach zwingend. Das war nicht einfach eine bürokratische Notwendigkeit, sondern damit sollte ganz klar der Beitrag aller Kirchen für die, denen sie dienen wollten, vermehrt werden.

Ein Mitglied des »Sekretariats für Einheit« im Vatikan schaffte Verbindung mit SEDOS, einer Organisation von missionarischen Orden, die bereit war, Beobachter zu der ersten Sitzung der Kommission zu schicken. Am Ende der Sitzung gaben sie ihrer Hoffnung Ausdruck, daß eine dauerhaftere Beziehung geknüpft werden könnte. Ein Mitglied drückte es so aus: »Wir alle suchen nach Lösungen für gemeinsame Probleme, und es gibt keinen Grund, weshalb kirchliche Bindungen unser gemeinsames Bemühen in Zeugnis und Dienst verhindern oder schwächen sollten. In Anbetracht der Notwendigkeit, einer gemeinsamen Sache zu dienen, wäre es nicht ratsam, eine eigene römisch-katholische Gesundheitskommission zu gründen. Darum war es nötig, einen Weg zur Zusammenarbeit in einer christlichen Gesundheitskommission zu finden.« So beschloß die Kommission, Vorschläge für eine vollständige Zusammenarbeit mit den römisch-katholischen Organisationen auszuarbeiten.

Bei dieser ersten Sitzung wurden verschiedene Vorträge gehalten, die das Erbe beschrieben (aus theologischer, geschichtlicher und medizinischer Sicht), das die Gründung der Kommission erforderlich machte. Von Erzbischof Anthony Bloom, dem Metropoliten von Sourozh (russisch-orthodox) wurden wir zur theologischen Demut ermahnt: »Ich habe den Eindruck, daß wir Christen uns einbilden, daß wir eine geheilte Gemeinschaft seien, weil Christus »ganz« ist, und daß wir deshalb andere heilen können, obwohl wir selbst krank sind, vielleicht ohne es zu merken, obwohl andere es sehr wohl wahrnehmen. Vielleicht wäre es besser und gesünder für uns, wenn wir von uns selbst wie die ›Anonymen Alkoholiker‹ dächten und bereit wären, die Tatsache anzuerkennen, daß wir selbst nicht heil sind, und wenn wir das auch anderen sagten; dabei könnten wir wohl zu der Einsicht kommen, daß das Entscheidende das Mitgefühl ist. Um Mitgefühl haben zu können mit jemand, der nicht heil ist, braucht man selbst nicht ganz heil zu sein. In dieser neuen Beziehung gäbe es nicht die Trennung zwischen dem, was Menschen in uns als Krankheit sehen und unserem Anspruch, anderen zur Heilung zu helfen ... dann könnten wir vollbringen, was bereits vorher gesagt wurde, nämlich daß Christus nicht von uns verlangt, jeden zu heilen, sondern jeden ohne Ausnahme zu lieben. Wenn Menschen das sähen, würden sie uns ein bißchen mehr respektieren, und weil Mitgefühl heilt und Liebe zu jedermann heilt, könnte unser Verhalten anderen mehr geben als wir besitzen. Dann könnte es geschehen, sozusagen unabsichtlich, daß sich andere zu Höherem bekehren als wir selbst besitzen.«[2]

Bei dieser ersten Sitzung wurden der Arbeitsstil und die Prioritäten der Kommission festgelegt. Es mußten so viele Dinge getan werden, daß der Stab seine Zeit und Energie leicht damit hätte verzetteln können, den alten Unternehmen wegen der vielen emotionalen Bindungen zum Überleben zu verhelfen. Sie hätten auch die meiste, wenn nicht ihre ganze Zeit damit zubringen können, auf Anfragen zu antworten; dann hätten andere die Arbeitsinhalte der Kommission bestimmt. Nach einigen Diskussionen wurde eine klare Übereinstimmung über das Verständnis der Aufgabe der Kommission erzielt. Da sie den Arbeitsstil der Kommission für die nächsten Jahre bestimmte, soll der volle Wortlaut zitiert werden:

»Während wir mit Recht stolz sein können auf das, was christlich-ärztliche Dienste geleistet haben, sind wir uns auch bewußt, daß einige der früheren Initiativen nicht mehr möglich sind und wir neue Wege gehen müssen. Was die christlich-ärztliche Arbeit zu einem großen Teil besonders auszeichnete, war deren Pionierarbeit, indem ärztliche Hilfe geleistet wurde für diejenigen, die sonst keine Hilfe gefunden hätten. Heute allerdings bieten immer mehr Regierungen sowie nicht-kirchliche Organisationen solche Dienste an, und es geht deshalb darum, unsere Programme mit den letzteren zu koordinieren. Das heißt aber nicht, daß der Pionieraspekt unserer Hilfeleistungen nun vorüber ist. Es gibt eine Menge neuer Bereiche eines Pionierdienstes, die uns offenstehen. Immerhin müssen wir uns beim Aufsuchen dieser Möglichkeiten darüber klar sein, daß deren Bedeutung stets relativ ist. Was heute von Bedeutung ist, mag in kurzer Zeit an Gewicht verlieren. Wir müssen deshalb immer für Neuerungen empfänglich sein bei unserer Suche nach geeigneten Wegen, auf denen die Kirche den Menschen Heilung und Heil bringen kann.

Eine Überprüfung der Probleme, denen die einzelnen Institutionen gegenüberstehen, macht deutlich, daß entsprechende Mechanismen für eine zweckmäßige Planung fehlen. Die meisten dieser Institutionen arbeiten unabhängig voneinander, und ihre Prioritäten und Arbeitsprogramme werden aus dem engen Gesichtswinkel ihrer Institutionen festgelegt. Folglich werden Anträge für finanzielle Hilfeleistungen an diejenigen Stellen gerichtet, mit denen die genannten Institutionen historisch verbunden sind – oder aber an Spenderorganisationen. Und doch kann es sein, daß solche Projekte vom Standpunkt regionaler oder gar nationaler Prioritäten von geringer Bedeutung sind. Gerade weil es uns an Planungsmechanismen mangelt, sind unsere gegenwärtigen Ziele für den Gesundheitsdienst größtenteils unklar und in bezug auf eine gemeinschaftsbezogene Gesundheitsfürsorge sogar ungeeignet.

Die wichtigste neue Dimension im Bereich der Gesundheitsfürsorge ist heute das Planungselement, und die meisten Regierungen sind bereits damit beschäftigt. Eine solche Planung strebt die Festlegung von Gesamtzielsetzungen an sowie die Ermittlung der Mittel, die zur Verfügung stehen oder eventuell zu erhalten sind, um die gesetzten Ziele zu erreichen. Es ist nun Pflicht der Kirchen, sich ihrerseits mit einer solchen Planung zu befassen, um eine verantwortliche Verwendung ihrer finanziellen Mittel sicherzustellen. Planung ist dringend notwendig, und zwar auf jeder Stufe – national sowie in bezug auf Institutionen oder gar kleine Dorfkliniken; und es muß eine Wechselbeziehung bestehen zwischen all diesen Stufen. Eine treuhänderische Verwaltung ist nicht nur notwendig zur Erlangung einer optimalen Gesundheitsfürsorge im Rahmen unserer zur Verfügung stehenden Mittel, sondern ebenso zur Feststellung, ob die Resultate wirtschaftlich den örtlichen Gegebenheiten entsprechen. Wir müssen stets vorsichtig sein, damit wir nicht für ein System des Gesundheitsdienstes eintreten, das für die Patienten, die dafür bezahlen müssen, unerschwinglich ist. Die moderne Technologie verteuert die Krankenhauspflege mehr und mehr. Trotzdem versuchen die meisten christlichen Krankenhäuser, das höchstmögliche medizinische Niveau an Versorgung zu demonstrieren, in der Annahme, dies sei ein wirksamer Teil ihres Zeugnisses. Ironischerweise steigen dann folglich die Kosten für ihre Dienstleistungen derart, daß sie von den ganz Armen, die ihre Hilfe am dringendsten benötigen, nicht mehr bezahlt werden können. In einer solchen Lage verbreiten diese Institutionen zum Teil eine Atmosphäre von Wohlstand und Teilnahmslosigkeit. Wir mußten uns daher die beunruhigende Frage stellen: ›Dürfen wir aus unseren Statistiken über Sterbefälle und Krankheitshäufigkeit diejenigen Leute ausschließen, um die wir uns nicht kümmern konnten, weil wir es uns nicht leisten konnten?‹ Aus diesem Grunde wäre es wohl empfehlenswert, wenn die Kirche experimentelle Programme für die am wenigsten kostspielige medizinische Hilfe ausarbeiten würde, wobei die Verminderung der Kosten realistisch angegangen werden müßte, ohne zu sehr Risiken einzugehen.

Ein Thema, das immer wieder zur Sprache kam, war die Notwendigkeit einer Umstellung in der Gesundheitsfürsorge insofern, als man sich nicht nur um den einzelnen kümmern soll, sondern um die Gemeinschaft aller einzelnen. Auf diesem Gebiet sind sich die Theologen und die Leute, die sich mit der Gesundheitsplanung beschäftigen, einig. Während die Kirche stets ein persönliches (individuelles) Heil betonte, beginnt sie nun zu erkennen, daß die Einzigartigkeit des einzelnen in seiner Beziehung zur Gemeinschaft liegt. Aus diesem Grunde war es erforderlich, das hebräische Konzept eines gemeinschaftlichen Heils und dessen paulinische Interpretation als neue Gemeinschaft in Christus neu zu überprüfen. Ebenso wurden sich die Leute, die sich mit der Gesundheitsplanung befassen, der Mängel bewußt, die ein System hat, welches auf Krankenhäuser und Krankheiten konzentriert ist – ein System, das sich sozusagen nur mit den Leuten befaßt, die an die Krankenhaustüre klopfen, die außerhalb der Mauern, die vielleicht mehr Hilfe brauchen, jedoch vernachlässigt. Wir wurden oft an die Tübinger Konsultationen erinnert, wo das heilende Handeln als Funktion der Gemeinde gesehen wurde, die sich aufmacht, um sich der menschlichen Nöte anzunehmen, die außerhalb der Gemeinde vorliegen. Unser Vorsitzender hat uns jedoch auf die Gefahr aufmerksam gemacht, daß im Bestreben, etwas gemeinsam *mit* den Menschen zu tun, unsere Geduld oft unzureichend ist, so daß wir bald nur noch etwas *für* die Menschen tun, und letztlich vielleicht gar etwas *an* den Menschen tun.

Hinsichtlich dieses Planungsprozesses wurden wir daran erinnert, daß die moderne biomedizinische Technologie – für die kostspielige Krankenhäuser und Krankenhauseinrichtungen notwendig sind – nur einen beschränkten Einfluß auf die schwerwiegenden Gesundheitsprobleme, denen wir heute gegenüberstehen, haben kann. Der große Aufwand an Personal, Geldmitteln, Gebäuden und Einrichtungen, die in einem neuzeitlichen Krankenhausbetrieb erforderlich sind, könne eventuell nur eine geringe Wirkung bezüglich der Bedürfnisse im gesamten Gesundheitssektor haben. Das Kind mit Unterernährung und Diarrhöe, das in der Nacht aufwacht, weil es Ohrenschmerzen hat, wird ins Krankenhaus gebracht; dort erhält es Penizillin und Ohrentropfen und wird wieder nach Hause geschickt. Die momentanen Schmerzen wurden beseitigt, und das ist sehr wichtig, aber für das Leben des Kindes und bezüglich des wahrscheinlich frühzeitigen Todes hatte dieser Kontakt mit der neuen biomedizinischen Technik keine positive Bedeutung. Oder eine Hilfsschwester besucht eine Familie; es wird zwar ein Kontakt zwischen Mutter und Krankenschwester hergestellt, aber weiter passiert nichts. Hier ist die Trennungsfläche zwischen dem, was wir über Krankheiten wissen und was wir über die Gesundheitsfürsorge noch lernen müssen. Der Umstand, daß unsere Wirksamkeit auf diesem Gebiet limitiert ist, scheint uns jedoch nicht davon abzuhalten, enorme und manchmal nutzlose Anstrengungen zu unternehmen, immer mehr und immer größere Institutionen zu errichten.

Ein großer Teil unserer Diskussionen bezog sich auf den Vorschlag, daß unsere Planung eine realistische Bewertung einschließen sollte über das, was wir tun können und das, was wir nicht tun können. Es wurde ebenfalls darauf gedrungen, daß wir unbedingt mit den Regierungen zusammenarbeiten sollten in bezug auf Entwicklungsprogramme und Prioritäten. Dies war ein Echo auf das bekannte Konzept, daß unsere Arbeit von der »Tagesordnung der Welt« bestimmt sein muß. In einem gewissen Sinne sind ja die Gesundheitsprobleme Teil der Tagesordnung der Welt; die Frage ist lediglich, in welchem Umfang oder in welcher Art die Kirche sie anstandslos akzeptiert. In diesem Zusammenhang ersuchte uns Dr. Carl Taylor dringend, nicht lediglich auf diese Tagesordnung einzugehen, sondern da wir führend sein sollten in der Erstellung von Prioritäten und den Methoden, um diesen zu entsprechen.

Die Diskussion, die der Darlegung von Untersuchungen über Probleme christlich-ärztlicher Projekte folgte, machte die Hindernisse, die einer Planung im Wege stehen, besonders deutlich. Es ist dringend notwendig, den bestmöglichen Einsatz unserer Mittel zu berechnen. Wie können die Spenderorganisationen an diesem Planungsprozeß teilnehmen, damit die gespendeten Gelder ein Optimum an Gesundheitsfürsorge ermöglichen und die Geldspenden nicht die Integrität der nationalen Kirchen beeinträchtigen, die letztlich in den Besitz dieser Institutionen, die Prestige vermitteln, gelangen? Es wurde allgemein anerkannt, daß unsere gegenwärtige Situation kompliziert wird durch ein Netz von Verbindungen einerseits zwischen Organisationen und Kirchen, die finanzkräftig sind, und andererseits zwischen Organisationen und Kirchen, die es nicht sind. Soll hier eine Änderung eintreten, so muß sie alle Ebenen dieser Verbindungen betreffen – die Institutionen, die um finanzielle Hilfe ersuchen; die Spenderorganisationen, die eine solche zu geben vermögen; und die nationalen Kirchen, die letzten Endes für diese Institutionen verantwortlich sind. Was eine Wechselwirkung der Beziehungen zwischen den genannten Stellen noch erschwert, sind die komplizierten Probleme der konfessionellen Identität, die stets von solch großer Wichtigkeit zu sein scheinen, auch wenn sie nie zur Heilung beigetragen haben.

Wir wurden auf die oft unangebrachte Übernahme westlicher krankenhausorientierter Pflege und von Erziehungssystemen aufmerksam gemacht, welche für diese Pflege entwickelt wurden und die man der örtlichen Situation oder den kulturellen Gegebenheiten oft unmöglich anpassen kann. In solchen Fällen muß die Kirche unbedingt – nach gründlicher Untersuchung der lokalen Bedürfnisse – die zuständigen Regierungen zu Rate ziehen (ohne Einbüßung der Freiheit zum Experimentieren) und nicht einfach ihre eigenen Programme ausarbeiten, bloß um ihre Institutionen weiterzuführen, was letztlich für die Leute, die sie ausbildet, nur eine Belastung bedeutet.

Beispielsweise sollte bei unseren kirchlich unterstützten Erziehungsprogrammen beachtet werden, daß der Regierungsstandard aufrechterhalten wird; ebenso ist es wichtig sicherzustellen, daß die Leute, die ausgebildet werden, auch immer Anstellung finden können. Mit andern Worten: Es sollten nicht mehr Leute geschult werden als die wirtschaftliche Lage eines Landes in einer bestimmten Zeit zuläßt, noch sollten die Leute so ausgebildet werden, daß ein weiterer beruflicher Aufstieg unmöglich wird.

Wir müssen uns ernstlich fragen, ob die Kommission nicht einen wesentlichen Beitrag leisten würde, indem sie – anstatt sich lediglich dem anzupassen, was oft unflexibel ist und der lokalen Situation nicht entspricht – das große Gebiet der gemeinschaftsbezogenen Krankenpflege erforschte, ein Gebiet, auf welchem jedermann dringend nach Hilfe sucht.

Dr. Chandy und Dr. Ademola nahmen zu diesen Problemen Stellung, indem sie daran erinnerten, daß es zwar möglich sei, sich auf internationaler Ebene Ziele entsprechend geltenden Wertmaßstäben zu setzen, daß wir jedoch nicht vergessen dürfen, daß die Lösungen für die bestehenden Probleme immer im Blick auf regionale und lokale Verhältnisse ausgearbeitet werden sollten. Diese Lösungen sollten die lokalen wirtschaftlichen Verhältnisse, die lokalen Persönlichkeiten sowie das lokale Erbe der Kolonialzeit berücksichtigen. Wieviel in den einzelnen Entwicklungsländern pro Kopf der Bevölkerung für die Gesundheitsfürsorge ausgegeben wird, ist von Land zu Land sehr unterschiedlich, und das zwingt uns, den ganz anderen Kontext zu beachten, in welchem eine Lösung zu suchen ist und warnt uns auch davor, schnelle Lösungen zu erwarten, wenn diese gut sein sollen.

Wenn aus vielem, was bisher gesagt wurde, hervorzugehen scheint, als sollte institutionelle, auf das Krankenhaus konzentrierte Fürsorge abgewertet werden, gilt es jedoch nicht zu vergessen, daß das Krankenhaus eine äußerst wichtige Rolle im Rahmen einer umfassenden, auf die Gemeinschaft bezogenen Gesundheitsfürsorge spielt. Die Menschen in einer Gemeinschaft haben eine Fülle von Gesundheitsproblemen. Einige davon werden am besten in der häuslichen Situation behandelt, und zwar die, welche im Zusammenhang mit Situationen, die man zu Hause antrifft, stehen: Beziehungen zu den Mitmenschen, Kinderpflege, Fragen des Lebensstils, Beziehungen zur Umwelt. Dagegen gibt es manches, was nicht zu Hause behandelt werden kann – einfache Sachen vielleicht, wie ein Furunkel, ein entzündetes Auge, ein Malaria-Anfall, eine Schnittwunde. Solche Fälle werden wohl am besten in einem einfachen Behandlungszentrum von jemand mit einfacher Ausbildung versorgt. Dann gibt es aber noch die Fälle, welche weder zu Hause noch in solchen einfachen Pflegezentren behandelt werden können, wie beispielsweise eine komplizierte Entbindung. Da gibt es nur einen Ort, und das ist das Krankenhaus, wo jemand kompetent ist, zu helfen. Um eine umfassende ärztliche Fürsorge zu gewährleisten, müssen wir sorgfältig sämtliche Gesundheitsprobleme in Betracht ziehen und uns darüber klar sein, daß diese Probleme am besten in verschiedenen Institutionen behandelt werden, die miteinander eng zusammenarbeiten. Nur wenn sie voneinander getrennt werden, beginnt ein Auseinanderfallen; wenn ein isoliertes Krankenhaus ein Problem nur teilweise löst und die Sache noch kompliziert, indem es sich mit Dingen beschäftigt, die viel leichter anderswo gelöst werden könnten – in einer weniger kostspieligen und anspruchsloseren Institution.

Nach Überprüfung einiger der wichtigsten Probleme, die für Programme des christlich-ärztlichen Dienstes heute in all ihren komplexen Beziehungen bestehen, kommen wir zum Schluß, daß nur für wenige dieser Probleme eine isolierte Lösung möglich ist; für die Mehrzahl liegt eine grundsätzliche Notwendigkeit der Änderung vor. Das Ergebnis der Diskussion war, daß wir übereinstimmten in der Überzeugung, daß die Richtung der Veränderung dahin geht, daß eine Konzeption für den Gesundheitsdienst angenommen wird, die den Menschen in der Gemeinschaft mit all dem, was er bedarf, im Blick hat. Dies führte zu dem folgenden Dokument ›Das gegenwärtige Selbstverständnis der Christlichen Gesundheitskommission‹.

Das gegenwärtige Selbstverständnis der Christlichen Gesundheitskommission

Einleitung

Wir wissen, daß es ein Privileg ist, in der Christlichen Gesundheitskommission zusammenzukommen, die den weltumspannenden Dienst der Kirche am Kranken repräsentiert. In der einen oder anderen Weise steht jedes Mitglied der Kommission voll hinter diesem Dienst. Wenn wir auch sehr wohl wissen, daß alles, was wir heute gemeinsam sagen können, einen notwendig vorläufigen Charakter hat, so haben wir doch gewisse Einsichten in die Krise gewonnen, in der der Dienst der Kirche am Kranken fast überall in der Welt steht.

Der Christliche Auftrag

Das Liebesgebot Christi, das uns zum Mitleid verpflichtet, das er für alle Leidenden empfand, verlangt, daß wir in unserem Nächsten die Würde dessen sehen, der nach dem Bilde Gottes geschaffen ist, und veranlaßt uns, unserem Mitmenschen in der Nachfolge Christi zu dienen.

In diesem heilenden Dienst ist das ganze Gottesvolk berufen, ein Abbild Christi, des Heilands, in der Fülle seiner Gottheit (vgl. Kol. 1, 19–20) und der Knechtschaft seines Menschseins (vgl. Phil. 2, 5–11) zu sein. Durch den heilenden Dienst bezeugt die Gemeinde das Heil, das Christus dem Menschen in der Gesundheit wie im Tode anbietet, und errichtet sie ein Zeichen der unerschütterlichen Hoffnung auf die Auferstehung in Christus.

Niemand kann als einzelner die Situation des Menschen in ihrer ganzen Unzulänglichkeit heilen. Vielmehr wird der ganze Mensch kraft göttlicher Gnade durch eine Vielzahl von Talenten, Gaben und Disziplinen geheilt. Beiden, dem einzelnen wie der Gemeinschaft, hat Christus das Heil gebracht. Im heilenden Dienst leben der einzelne und die Gemeinde in der Kraft Gottes, die in Jesus Christus wirkt.

Notwendige Veränderungen

Historisch gesehen gingen die ärztlichen Dienste der Kirche stets von der Betrachtung des einzelnen im Rahmen eines Krankenhauses aus. Über 90 % der Tätigkeit der ärztlichen Mission findet in Krankenhäusern statt. Die Qualität ihrer Arbeit ist nicht zu leugnen. Tausende von treuen, ungemein fähigen Mitarbeitern haben ihr Leben in den heilenden Dienst der anderen gestellt. Oft waren es kirchliche Institutionen, die als erste einen Gesundheitsdienst für eine sehr große Anzahl von Menschen eingerichtet, zahllose Menschenleben gerettet und menschliches Elend gelindert haben. Heute leiden viele dieser Institutionen jedoch an mannigfachen Problemen: stark zunehmenden Kosten, Personalmangel, unzulänglichen Verwaltungsstrukturen und Überalterung. Die Möglichkeiten zur Abhilfe sind äußerst beschränkt. Häufig arbeiten diese Institutionen isoliert und koordinieren ihre Tätigkeit weder untereinander noch mit der Regierung. Inzwischen entwickeln die Regierungen Pläne für eine umfassende Gesundheitsfürsorge, aber eine maßgebende Meinungsäußerung der Kirche wird weder gehört noch beachtet, weil es eine solche Meinung nur selten gibt.

Bei den Missionen und ihren Spenderorganisationen herrschen dieselben Tendenzen und Schwierigkeiten vor. Sie erhalten zahlreiche Anträge auf Übernahme von Krankenhausprogrammen, besitzen indes allzu unzulängliche Informationen und Sachkenntnisse, um beurteilen zu können, ob ein Antrag in einem realistischen Verhältnis zu den lokalen und nationalen Erfordernissen steht. Die Aufteilung der Verantwortung zwischen den einheimischen Kirchen und den ausländischen Missionen kann so lähmend wirken, daß eine neue Beurteilung der Aufgabe schlechterdings unmöglich wird.

Finanzielle und organisatorische Probleme bilden indes nur einen Teil der Schwierigkeiten bei Programmen, die ausschließlich auf die Krankenhausbehandlung abgestellt sind. Wichtiger noch ist die Frage, inwieweit derartige Programme trotz ihrer einzigartigen Leistungen den tatsächlichen Bedürfnissen der Menschen gerecht werden. Erstens ist die Krankenhausarbeit ausschließlich auf den Dienst an jenen ausgerichtet, die sich in Krankenhausbehandlung begeben, statt sich auch auf die umwohnende Bevölkerung zu erstrecken, und die Folge ist, daß vielen Notleidenden überhaupt nicht geholfen wird. Zweitens können Krankenhäuser nur für einen Teil der Gesundheitsprobleme der Bevölkerung Sorge tragen, und die größte Not erreichen sie oft nicht. Es gibt mancherlei Ursachen für eine Krankheit: es können eine widrige Umwelt, Unterernährung, Armut, Unwissenheit, soziale Verelendung und übergroße Familien sein. Wenn die Krankenhausbehandlung auch zur Lösung mancher Fragen wesentlich ist, so bleiben andere doch mehr oder minder unberücksichtigt. Sie hat einen beschränkten Einfluß auf die Struktur und die Ursachen der Krankheit.

Neue Wege

Es ist zweifellos eine Umorientierung der christlich-ärztlichen Dienste erforderlich. Wir rufen die Kirchen auf, sich stärker der umfassenden Gesundheitsfürsorge für den einzelnen, seine Familie und Lebensgemeinschaft zuzuwenden. Der Bedarf ist groß: Es gilt, Leid zu mindern und Krankheiten zu heilen, wie auch, was nicht weniger wichtig ist, Krankheiten zu verhindern und allgemeines Wohlergehen zu fördern; aber die Mittel sind begrenzt. Wir sind jedoch dafür verantwortlich, diese Mittel so einzusetzen, daß sie der Allgemeinheit den größtmöglichen Nutzen bringen. Wir müssen immer mehr dahin kommen, den Menschen in seiner Ganzheit zu sehen, um von daher seinen Bedürfnissen gerecht zu werden.

Jede einzelne Kirche oder Institution muß erkennen, daß sie der ganzen Fülle dessen, was notwendig ist, nur durch enge und sorgfältige Koordination mit anderen Einrichtungen und Regierungsstellen Rechnung tragen kann. Das setzt voraus, daß sich die Kirche unerschrocken Rechenschaft darüber gibt, was in ihren Kräften steht und was nicht, und daß sie bereit ist, gemeinsam mit anderen Kirchen – der katholischen, orthodoxen und protestantischen – und mit Regierungsbehörden zu planen, gemäß den Bedürfnissen der Menschen eine Rangliste der Prioritäten aufzustellen und unter den Schwerpunktaufgaben jene zu übernehmen, die sich am besten mit den spezifischen Mitteln und Möglichkeiten und dem Gewissen der Kirche vereinen lassen.

Ein wesentlicher Schritt zur Verwirklichung dieser Empfehlungen besteht darin, bei den Kirchen, Missionsleitungen und Spenderorganisationen in den verschiedenen Ländern die Kompetenz für die Planung und Beurteilung von Gesundheitsprogrammen zu entwickeln, so daß den gesundheitlichen Bedürfnissen bei bestmöglicher Ausnützung der Mittel und Kräfte Rechnung getragen wird. Auf nationaler und lokaler Ebene müssen dringend Organisationen geschaffen werden, in denen Vertretern der Kirche ein Platz eingeräumt wird, solchen, die auf dem Gebiet der Gesundheit arbeiten, in anderen Bereichen Tätigen und im Regierungsdienst Stehenden. Diese Organisationen sollten zur Mitarbeit alle die heranziehen, welche einen wirksamen Beitrag zum Studium der Fragen auf dem Gebiet der Volksgesundheit und der Erarbeitung entsprechend koordinierter Pläne zur Lösung der Probleme leisten können.

Besondere Ziele

Wenn dieser neue Weg im heilenden Dienst der Kirche beschritten wird, werden Weitsicht und Geduld bei der Verwirklichung nötig sein. Angesichts der weitgespannten Ziele und neuen Entwicklungsrichtungen müssen sodann folgende Faktoren als wesentlich für die neue Linie erkannt werden. Um diese spezifischen Ziele zu erreichen, ist der selektive Ausbau bestehender Einrichtungen und Dienste erforderlich, und wenn es notwendig ist, müssen gewisse derzeitige Unternehmungen eingeschränkt werden.

Unseren Vorschlägen zur Neuausrichtung liegt ein allgemeines Prinzip zugrunde, wonach es unrealistisch wäre, sofortige Erfolge in allen Bereichen und auf alle Ziele hin zu erwarten. Das ›Gefühl für die Notwendigkeit der Veränderung‹ in Institutionen, auf Arbeitsfeldern und in Tätigkeiten muß eine angemessene lokale Mitwirkung am Wandlungsprozeß bewirken. Der Wunsch nach sachgerechteren neuen Programmen ist brennend genug, und man darf wohl annehmen, daß in allen christlich-ärztlichen Diensten sehr bald das im folgenden dargestellte Aktionskonzept fortschreitend sich durchsetzt.

1. Umfassende Gesundheitsfürsorge

Für die umfassende Entwicklung der Dienste ist ein dreifacher Ansatz denkbar:

a) Eine Skala von Diensten, die von Behandlung und Rehabilitation bis zu Prophylaxe und Gesundheitspflege (einschließlich Gesundheitserziehung und besserer Ernährung) reichen.

b) Ein Netz der Gesundheitsdienste, welches Sonderinstitute und allgemeine Krankenhäuser, Gesundheitszentren und -unterzentren sowie Dienste für die ganze Gemeinschaft und die Einzelfamilie umfaßt.

c) Mitarbeiter, die für den Gesundheitsdienst zu gewinnen sind, sind dienstbereite Kirchenglieder – Fachkräfte wie Laien –, die in Familie und Gemeinschaft eingesetzt werden, sowie das ungemein wichtige und dringend nötige Hilfs- und Fürsorgepersonal bis hin zu Praktikern und Fachärzten.

2. Gemeinschaftsbezogenheit

a) Bei dem neuen heilenden Dienst ist der Patient die Gemeinschaft. Wo es um die Heilung des ganzen Menschen geht, kann der einzelne nur im Rahmen der Ökologie seiner Gemeinschaft behandelt werden. Prophylaxe und Gesundheitspflege haben nur dann Erfolg, wenn man sich um Kranke und Gesunde in gleicher Weise bemüht.

b) Unter den verschiedenen Bevölkerungsgruppen, bei welchen besondere Nöte vorliegen, denken wir namentlich an Mütter und Kleinkinder bis zu fünf Jahren. Die Gesundheitsqualität künftiger Generationen wird weitgehend durch umfassende Fürsorge in diesen kritischen Jahren bestimmt.

3. Zusammenarbeit mit Regierungen und anderen Stellen

a) Die meisten Länder befassen sich heute tatkräftig mit nationaler und regionaler Gesundheitsplanung. Die Kirche sollte ihre Gesundheitsdienste den allgemeinen Plänen anpassen und bei der Planung mitarbeiten.

b) Institutionelle Dienste bieten vielfältige Möglichkeiten zum Zusammenwirken auf regionaler Ebene. Krankenhäuser, Gesundheitszentren der Regierung oder Dienst in der Gemeinde können zwecks Erziehung und Überweisung zusammenarbeiten.

c) Personalpolitik und Erziehungsplanung müssen den örtlich anerkannten Kategorien entsprechen. Da auf neuen Gebieten wie dem des Pflegedienstes in der Wohn- und Lebensgemeinschaft Experimente nötig sind, müssen dem geschulten Personal entsprechende Aufstiegsmöglichkeiten geboten werden. Qualität ist eher nach örtlichen Kriterien als nach starren, internationalen Maßstäben zu beurteilen.

4. Zwischenkirchliche Koordination und Kooperation

Eher als auf jedem anderen Gebiet missionarischer Arbeit ist es wohl in den ärztlichen Diensten möglich, das christliche Zeugnis durch bessere Beziehungen zwischen den kirchlichen Gruppen überzeugender zu gestalten. Die Vorteile des gemeinsamen Einsatzes von Kräften und Mitteln, gemeinsam die Verantwortung in regionalem Rahmen zu übernehmen, haben in einigen Ländern, beispielsweise in Malawi, bereits großen Anklang gefunden.

Schluß

Manchen Einrichtungen und Organisationen wird es schwerfallen, sich diesen Vorschlägen anzuschließen. Während einige Krankenhäuser beispielsweise voll und ganz im Rahmen eines umfassenden Gesundheitsprogramms eingesetzt werden können, wird es durch die Einführung eines solchen Programms bei anderen nötig sein, traditionelle, aber für die heutigen Erfordernisse des Gesundheitswesens weniger bedeutende Arbeitsgebiete aufzugeben.«[3]

Anmerkungen

1 Cornell University Press 1969
2 Proceedings of the Christian Medical Commission, first meeting, September 1968, page 37
3 Proceedings of the Christian Medical Commission, first meeting, September 1968, pp. 60–68

Kapitel 6
Die Entdeckungen – neue Wege des Gesundheitsdienstes

Als die Prioritäten der christlichen Gesundheitskommission festgelegt waren, fing der Stab an, nach bestehenden Programmen zu suchen, die dem Konzept von Gemeinschaftsbezogener Gesundheitsversorgung, wie sie in dem vorgegangenen Kapitel beschrieben wurde, entsprachen. Man gab auch bekannt, daß die christliche Gesundheitskommission zur Hilfe bereit war, wo solche Programme durchgeführt werden sollten. Man war überzeugt, daß Beispiele von Gemeinschaftbezogener Gesundheitsversorgung hilfreicher seien als theoretische Beschreibungen, obwohl die Kommission schließlich das kleine Buch »Gemeinschaftsbezogene Gesundheit und die Kirche« (Community Health and the Church) zusammenstellte, das 1971 vom Weltrat der Kirchen herausgegeben wurde.

Die Kommission arbeitete als Organisation, die andere befähigen sollte, selbst aber keine Programme durchführte. Sie wollte die Ergebnisse von ihren Untersuchungen und Beobachtungen ohne Abstriche weitergeben. Aber es wurde bald klar, daß die Kommission eine Richtung einschlug weg von großen kurativen Institutionen und hin zu einfachen umfassenden gemeindegetragenen Programmen. Die Tatsache, daß kirchlich-medizinische Arbeit hauptsächlich Krankenhausdienst war, machte es nötig, die Beziehung von verschiedenen medizinischen Diensten zueinander als Teil eines integrierten Ganzen zu betonen; so sollte eine Polarisation zwischen den Diensten vermieden werden.

Die Missionsärzte, die die Hospitäler gebaut hatten, waren durch ihre Ausbildung auf diese Art Einrichtungen ausgerichtet; ihre unmittelbare Reaktion auf das Ausmaß von Leid war, das Leid zu mildern, ohne allzuviel über die Ursachen nachzudenken. Außerdem wurde der Dienst oft unter großen persönlichen Opfern unter sehr schwierigen Bedingungen ausgeübt, so daß man zögerte, seine Wirksamkeit zu kritisieren. Nur langsam erkannte man die wirtschaftlichen Folgen der krankenhaus-orientierten Programme in den Entwicklungsländern. Das wirtschaftliche Wachstum dieser Länder war relativ gering, und das vorhandene Wachstum wurde häufig vom noch schnelleren Bevölkerungswachstum aufgezehrt. Es war praktisch unmöglich, den Standard westlicher Länder mit einem sehr günstigen Verhältnis von Krankenhausbetten zur Bevölkerungszahl anzustreben, und deshalb entwickelten sich langsam Zweifel an der Möglichkeit, das westlich orientierte System auf die Gesundheitsprobleme der Entwicklungsländer anzuwenden. Entgegen dem allgemeinen Trend wagten ein paar Leute, die Gesundheitsprobleme mit den dürftigen wirtschaftlichen und personellen Ressourcen durch Kosten-Nutzen-Analysen zu vergleichen und kamen dabei zu Vorschlägen, die die bestehenden medizinischen Prioritäten ernsthaft in Frage stellten.

Die Untersuchungen hatten gezeigt, daß etwa die Hälfte der Patienten, die in Krankenhäuser aufgenommen wurden, vermeidbare Krankheiten hatten. Die Regierungs-Statistiken zeigten ähnliche Zahlen. Jedoch nur wenige zogen daraus die Konsequenz, daß die Krankenhausversorgung bei vermeidbaren Krankheiten sehr viel teurer ist als die Ausrottung von solchen Krankheiten oder wenigstens die frühzeitige Behandlung in weniger teuren Einrichtungen. Aber es waren nicht nur wirtschaftliche Faktoren, die zu Zweifeln führten, daß nur Hospitäler und Kliniken den Bedürfnissen der Gesundheitsversorgung umfassend nachkommen könnten. Diese Institutionen sind abhängig von einem Patientenkreis, der zu ihnen kommt und um Hilfe bittet; aber sie tun nichts für diejenigen, die – aus welchen Gründen auch immer – nicht kommen. Vielleicht kommen sie nicht wegen zu großer Entfernung oder wegen der hohen Kosten oder aus Angst; trotzdem aber brauchen sie Hilfe, das Hospital und die Klinik sind aber nicht in der Lage, sie zu erreichen. Mobile Kliniken waren nur selten ein wirksamer Ersatz, da sie der eingefahrenen Routine und den Programmen zu folgen hatten. Nur selten fallen Fahrpläne solcher Einrichtungen und Krankheitsvorkommen zusammen.

Es war nicht leicht, das bestehende System in Frage zu stellen. Die Regierungen dieser Länder waren der Meinung, eine wesentliche Ausweitung der kurativen Dienste würde zu einer merklichen Verbesserung der Gesundheit der betroffenen Bevölkerung führen. Die Entwicklungshilfe-Organisationen der westlichen Regierungen haben nichts getan, diese Ansicht in Frage zu stellen. Ihr Geld ging vor allem in die Erweiterung von Hospitälern, insbesondere Lehrkrankenhäuser, und diese brachten immer mehr westliche Technologie, die die Empfangsländer als erstrebenswertes Ziel ihrer eigenen Wünsche auf medizinischem Gebiet übernahmen. So »half« England Uganda, indem es Geld für den Bau des Mulago Hospitals, des Lehrkrankenhauses der Makarere-Universität, zur Verfügung stellte, das die qualitative Spitze des klinischen Systems jenes Landes sein sollte. Weil aber Uganda keine filtrierende Infrastruktur hatte, die entsprechend mit den leichteren oder schwierigeren Krankheiten umgehen konnte, war es unvermeidbar, daß dieses hochspezialisierte Krankenhaus zum Kreiskrankenhaus von Kampala wurde, das eine dieser Funktion entsprechende Zahl von Kranken mit vermeidbaren Krankheiten aufnahm. Dieses Hospital verbrauchte an Unterhaltskosten einen sehr großen Teil des nationalen Gesundheitsbudgets, und dadurch wurde wiederum die nötige Ausweitung von Diensten auf dem Lande verhindert. Die Vereinigten Staaten machten einen ähnlichen Fehler in Liberien, wo das John F. Kennedy Memorial Hospital den größten Teil des Gesundheitsbudgets des Landes aufzehrte.

In den späten 60er und frühen 70er Jahren gab es nur sehr wenige Entwicklungsländer, die dem allgemeinen Trend widerstehen konnten, mehr und mehr kurative Institutionen zu errichten als notwendige Antwort auf ihre Gesundheitsprobleme. Damals erreichte uns die Nachricht von dem revolutionären Weg, den die Volksrepublik China eingeschlagen hatte, der buchstäblich das Dreieck des Gesundheitssystems auf den Kopf stellte. Statt mit der Spitze des Dreiecks anzufangen – mit der komplexen und hochspezialisierten Medizin, die der Elite zugute kommt, aber selten die ländlichen Gegenden erreicht, wo der Großteil der Menschen lebt – fingen die Chinesen an der Basis des Dreiecks an, um sicherzustellen, daß ärztliche Versorgung in annehmbarer Form allen zugänglich war. Außerdem war das ein medizinisches System, das gemeinschaftsorientiert war, mit Gesundheitsarbeitern, die für diese Rolle von der Gemeinschaft ausgewählt wurden und auf diese Weise die dominierende und beherrschende Rolle der Professionellen durchbrachen. Man wußte aber noch nicht, ob die Übernahme dieses Systems notwendigerweise auch die Übernahme der maoistischen politischen Ideologie bedeuten würde! Aber hier wurde klar auf die Notwendigkeit von Veränderung hingewiesen und auf einige der nötigen Schritte, die vollzogen werden konnten.

Während der Untersuchung in Indonesien im Jahre 1967 wurde eine neue Möglichkeit der Gesundheitsversorgung entdeckt. Herr und Frau

Dr. Gunavan Nugroho waren an eine kleine 20-Betten-Entbindungsklinik am Rande von Solo in Java versetzt worden. Langsam veränderten sie diese Klinik in eine Basis für umfassende Gesundheitsversorgung für die Gemeinschaft; aber trotz verschiedener neuer Wege waren die Kosten noch so hoch, daß dadurch die Ärmsten ausgeschlossen wurden, die Hilfe am nötigsten hatten. Dr. Gunavan entschloß sich, nach einer Analyse der Hauptursachen für die am häufigsten vorkommenden Krankheiten einen anderen Weg zu gehen. Offensichtlich war Fehlernährung ein Grund für viele Krankheiten, und die Antwort darauf war verbesserte landwirtschaftliche Produktion durch bessere Reissorten und durch Düngemittel. Die vermehrte Produktion hatte einen beachtlichen Einfluß auf Krankheit und Sterblichkeit von Säuglingen und Kindern unter 5 Jahren. Etwas von dem Überfluß an Reis konnte jetzt verkauft werden, um andere Nahrungsmittel und Dinge für den Haushalt zu kaufen. Ein anderes Gesundheitsrisiko waren die rauchgefüllten Bambushäuser, in denen die Dorfbewohner lebten. Durch den Kauf einer einfachen Maschine für die Herstellung von Steinen und durch den Bau eines Modellhauses gelang es Dr. Gunavan langsam, die Dorfbewohner davon zu überzeugen, ihre mit dem Gesundheitsrisiko belasteten Häuser zu verlassen und hygienische und bessere Häuser zu bauen. Wenn man auch kaum den Anbau von Reis und die Herstellung von Bausteinen mit medizinischer Arbeit in Verbindung bringen wird, war es hier offenkundig, daß diese Aktivitäten mehr Einfluß auf die Verbesserung des Gesundheitszustandes dieser Menschen hatten als Eingriffe chirurgischer und chemotherapeutischer Art. Der Erfolg dieses Programms lag weitgehend darin, daß die Menschen am Ort die Entscheidung selbst übernahmen, wenn Dr. Gunavan die verschiedenen Vorschläge machte. Auf diese Weise verstanden sie die Konsequenzen dessen, wofür sie sich entschieden.[1]

Eine andere »Entdeckung« wurde gemacht, als Dr. John Sibley, ein amerikanischer Missionsarzt und Chirurg, der in Südkorea arbeitete, sich an die Kommission wandte. Er war zunehmend durch die hohen Kosten der Krankenhausbetreuung beunruhigt, durch die große Teile der Bevölkerung – und gerade die gefährdeten – von der Behandlung ausgeschlossen wurden. Im Jahre 1967 kostete ein Tag im Krankenhaus, in dem er arbeitete, 7.10 Dollar, das durchschnittliche Einkommen lag bei 40 Cents. Dr. Sibley brauchte Hilfe bei der Entwicklung einer neuen Art von Projekt, das gemeindebasiert sein und eine starke Betonung auf Gesundheitserziehung legen sollte, so daß die Menschen für ihre eigene Gesundheit eine angemessene Mitverantwortung übernehmen könnten; das Projekt sollte mit den finanziellen Mitteln der Gemeinschaft durchführbar sein. Kojedo, eine Insel vor der Südküste von Korea, wurde für das Experiment ausgewählt. Sie hatte 120000 Einwohner, von denen 30000 als erste Zielgruppe ausgewählt wurden. 72% dieser Bevölkerung hatten ein Pro-Kopf-Einkommen von weniger als 80 Dollar pro Jahr, so daß der Betrag, den sie für Gesundheit ausgeben konnten, sehr gering war.

Wenn Gesundheitsbetreuung für diese Menschen erreichbar werden sollte, war eine strikte Begrenzung der Kosten nötig, und dieses forderte von Dr. Sibley, sich von alten Vorstellungen zu lösen. Aufgrund seiner Ausbildung und Erfahrung hatte er angenommen, daß ein einheimischer Arzt nötig sei, um das Programm durchzuführen. Er würde gewährleisten, daß die, die Hilfe brauchten, sie bekämen. Aber kein Arzt wollte an einem so isolierten Ort arbeiten, und außerdem hätte sein Gehalt das Budget des Programms zu sehr belastet. Diese Erkenntnis bedeutete, daß die traditionelle Rolle des Arztes in Frage gestellt wurde, daß nämlich nur dieser qualifiziert ist, Diagnosen zu stellen und Krankheiten zu behandeln. Dies entsprach dem strengen medizinisch-juristischen Kodex von Südkorea, der gesetzlich verankert war. Leider verlangte dieses Gesetz nicht, daß Ärzte auch dort arbeiten, wo die Menschen leben. Die Ärzte wollten sich lieber in Städten niederlassen, weil es dort einträgliche Verdienstmöglichkeiten und soziale Annehmlichkeiten gibt; so mußten sich die Menschen vom Land, wenn sie krank wurden, auf den Weg machen und dorthin gehen, wo die Ärzte waren, wenn sie dazu noch in der Lage waren.

In den folgenden Jahren experimentierte man im Kojedo-Projekt mit der Ausbildung verschiedener Arten von Gesundheitsarbeitern. Man versuchte, eine wirksame Methode zu finden, Basisdienste zu gewährleisten für die Menschen, die bisher entweder aus geographischen Gründen, wegen Geldmangel oder wegen der Richtlinien des westlichen medizinischen Systems keinen Zugang hatten. Dr. Sibley's Bericht über diese Experimente ist nicht nur bescheiden, sondern zeigt auch die befreiende Erfahrung, daß man Fehler machen kann, wenn man solche Dienste zusammen mit der betroffenen Bevölkerung entwickelt und plant, die sich von diesen Diensten etwas erhoffen. Wenn ein Arzt mit einem individuellen Patienten zu tun hat, darf er keinen Fehler machen. So kann man verstehen, wie befreit der Chirurg sich fühlte, als er erkannte, daß die Gemeinschaft kooperativer und weniger kritisch war. Es ergab sich, daß Mädchen, die aus den Dörfern kamen und nur Grundschulerziehung hatten, durchaus die wichtigsten Kenntnisse in Gesundheitsversorgung und -erziehung sowie in Erster Hilfe und Familienplanung erlernen konnten. Auf diese Weise wurden sie die erste Anlaufstelle in jedem Dorf und mit den komplizierteren Diensten durch ein jederzeit erreichbares Überweisungssystem verbunden. Während dieses Vorgehen in Afrika schon früher eingeführt worden war, war es in den asiatischen Ländern, wo westlich-allopathische Medizin vorherrschte, neu.

Die Kommission konnte beim Planen von Programmen wie dem von Kojedo und ähnlichen helfen, da einige Mitglieder sehr viel internationale Erfahrung auf dem Gebiet der Gesundheitsversorgung mitbrachten. Einer von ihnen war Dr. David Morley vom Institute for Child Health von der Universität London, der, als er in Nigerien arbeitete, der Wegbereiter für die ersten »Unter-5-Kliniken« war, die sich als sehr wirksam bei der Bekämpfung von Fehlernährung und Kinderkrankheiten erwiesen haben. Diese Kliniken arbeiten mit Schwestern, paramedizinischen Arbeitern und Müttern; auf diese Weise war ein breites Angebot der Gesundheitsversorgung möglich, welches von einem Arzt unmöglich allein hätte bewältigt werden können.

Ein anderes Mitglied war Carl Taylor, Vorsitzender der Abteilung für Internationale Gesundheit der Johns-Hopkins-Universität in Baltimore. Er und seine Kollegen waren in verschiedenen Ländern mit experimentellen Gesundheitsprojekten beschäftigt, besonders im Narangwal-Projekt in Nordindien, wo verschiedene neue Ansätze der Gesundheitsversorgung eingeführt wurden. Der Vorsitzende der Kommission, Dr. J.H. Bryant, war eine Reihe von Jahren mit der Rockefeller Foundation in Thailand und hatte dort gemeinschaftsbezogene Medizin in den Lehrplan der neuen medizinischen Hochschule in Bangkok eingeführt. Jetzt war er Dekan der Schule für öffentliche Gesundheit der Columbia-Universität in New York. Diese hervorragenden Persönlichkeiten brachten der Kommission ein besonders hohes Ansehen, sowohl bei ihren Freunden als auch bei Gesundheitsministern und schließlich bei der Weltgesundheitsorganisation.

Im Jahre 1970 besuchten Herr und Frau Dr. Arole aus Indien das Büro der Kommission, um ihre Vorschläge zu besprechen. Sie wollten für etwa 20000 Menschen des Jamkhed-Distrikts im Staat Maharashtra medizinische Dienste aufbauen. Lassen wir sie selbst erzählen: »Wir beide machten uns Gedanken über die medizinische Versorgung der ländlichen Bevölkerung in Indien. So gingen wir nach unserem Examen beide an ein Hospital auf dem Lande und arbeiteten dort etwa 5 Jahre. Am Ende der 5 Jahre wunderten wir uns darüber, daß wir nichts anderes getan hatten, als Patienten zu behandeln, die zu unserem Hospital kamen, daß wir aber wenig tun konnten für den Gesundheitszustand der Menschen in der Umgebung. Wir waren für 100000 Menschen zuständig. Es mußte jährlich 4000 Entbindungen geben, wir waren aber nur bei 300 beteiligt. So fragten wir uns, was mit den 3700 anderen Entbindungen geschah. Außer uns waren keine Gesundheitsarbeiter in der Gegend. Beispiele wie dieses zeigten uns die Notwendigkeit einer Ausbildung im öffentlichen Gesundheitswesen, damit wir die gesamte Bevölkerung erreichen konnten. So gingen wir zur Johns-Hopkins-Universität und belegten einen Kurs in ›Öffentlichem Gesundheitsdienst‹. Eine Menge Literatur, die wir dort lasen, kam von der Christlichen Gesundheitskommission. Bücher und Artikel, die von Mitgliedern der Kommission geschrieben waren, halfen uns, ein Programm zu formulieren.«

Sie machten den Vorschlag, ein Gebiet auszuwählen, wo überhaupt keine Gesundheitsdienste vorhanden waren. Sie wollten die Menschen dort zur Mitarbeit einladen und dabei folgende Ziele anstreben:

1. Die Sterblichkeit der Kinder unter 5 Jahren um 50 % zu senken.
2. Die Geburtsrate von 40:1000 auf 30:1000 zu senken.
3. Lepra- und Tuberkulose-Patienten zu erfassen und für deren regelmäßige Behandlung zu sorgen.
4. Einheimische Mitarbeiter auszubilden und den Gesundheitsarbeitern Weiterbildung am Ort anzubieten.

Der Stab der Kommission war sowohl von den Persönlichkeiten der Aroles als auch vom Inhalt ihrer Vorschläge beeindruckt und versprach, finanzielle Hilfe zu suchen, um die ersten drei Jahre der Arbeit zu unterstützen. Darauf gingen die Aroles nach Indien zurück, um ihre Pläne durchzuführen. Da aber zunächst das notwendige Geld nicht kam, verbrachten sie die ersten paar Monate mit Besuchen in den Dörfern, in denen sie arbeiten wollten. Sie sprachen mit den Leuten, und vor allem hörten sie zu, wenn sie ihre Bedürfnisse schilderten. Diese Erfahrung führte zu mehreren wesentlichen Veränderungen des ursprünglichen Planes. Mit Überraschung stellten die Aroles fest, daß Gesundheitsversorgung bei den Leuten keinen Vorrang hatte. Ihnen machte es mehr Sorge, daß ihre Ernten schlecht waren wegen der Dürre der letzten zwei Jahre, und deshalb brauchten sie mehr und tiefere Brunnen für die Bewässerung. Sie brauchten bessere Wohnungen, Schulen für die

Kinder und Wege, um ihre Erzeugnisse zum Markt zu bringen, wenn es etwas zu verkaufen gab. Ja, die Gesundheit der Kinder war ein Problem – die Hälfte von ihnen starb, bevor sie 5 Jahre alt waren, aber das war schon immer so; man hatte es beinahe schicksalsergeben hingenommen.

Die Aroles sahen ein, daß sie auf die Prioritäten eingehen mußten, wenn sie den Leuten helfen wollten. Allzulange hatten Ärzte die vorrangigen Bedürfnisse einer dörflichen Gemeinschaft von ihrem eigenen medizinischen Standpunkt her gesehen: Zuerst mußte man eine Klinik aufbauen, Impfungen durchführen, kleinere Krankheiten behandeln und schlecht ernährten Kindern Zusatznahrung geben. Kaum jemand hatte daran gedacht, die Dorfbewohner zu befragen, was *sie* wollten. Die Aroles nahmen die Leute ernst, besorgten Werkzeuge zum Brunnenbau und benutzten das erste Geld des verspäteten Zuschusses, um einen Traktor zu kaufen, den sie den Dorfbewohnern leihen konnten. So gewannen sie bald das Vertrauen der Bevölkerung, die dann auch selbst bereit war, auf ihre Ratschläge in Gesundheitsfragen zu hören und sich auch dafür einzusetzen.

Als durch die Bewässerung höhere Ernteerträge möglich waren, verwandte man einen Teil des Überschusses an Nahrungsmitteln für eine Mahlzeit für alle Kinder in jedem Dorf. Die Leute lernten, bei den Kindern regelmäßig das Gewicht zu kontrollieren, sie führten selbst Buch darüber, um vor Mangelernährung gewarnt zu werden. Die Lehrer oder Dorfältesten bekamen einfache Medikamente und lernten ihre Anwendung. Ganz absichtlich vermieden die Aroles, getrennte Kliniken für Leprapatienten einzurichten und belehrten die Dorfbewohner über die Ursachen der Krankheit und die geringe Ansteckungsgefahr. Auf so einfache Weise verhinderten sie die soziale Trennung, die für die Lepra-Patienten genauso schmerzlich sein muß wie die Krankheit selbst.

Ein anderes Beispiel für das Einfühlungsvermögen der Aroles in die Bedürfnisse und Erwartungen der Dorfbewohner war, daß sie folgende Beobachtung machten: Wenn eine Krankenschwester den Frauen Schwangerschaftsberatung erteilte, fragten diese Frauen später die Reinemachefrau oder den Wächter um Rat, da sie auch Analphabeten waren. Zwischen ihnen gab es Gemeinsamkeit und Verständnis; eine Krankenschwester dagegen, auch wenn sie aus der gleichen Gegend stammte, konnte nicht so leicht zu ihnen eine Kommunikationsbrücke finden. Folglich war es nötig, Frauen vom Dorf, die nie in der Schule gewesen waren, auszubilden. Sie wurden vom Dorf ausgewählt und sollten im Dorf als Gesundheitsarbeiter wirken. An jedem Wochenende kamen sie nach Jamkhed, um die Erfahrungen der Woche mit denen aus den anderen Dörfern auszutauschen und dabei Neues zu lernen.

Dieses Gebiet hatte keine westliche medizinische Institution, bevor die Aroles kamen, dagegen bestand eine Infrastruktur von einheimischen Heilern, die normalerweise von den allopathischen Ärzten abgelehnt werden, weil sie als Bedrohung für ihr Einkommen gesehen werden. Die Aroles überwanden diese Schwierigkeit, indem sie mit ihnen Kontakt aufnahmen; sie betrachteten sie als Kollegen und halfen ihnen mit ihrem Rat. Allmählich wurden die einheimischen Heiler Teil des gesamten Gesundheitsteams.[2]

Entdeckungen wie diese und ähnliche wurden durch die Kommission weit verbreitet. Dies geschah durch »CONTACT«. Diese Publikation erschien ab November 1970 zunächst in unregelmäßigen Abständen, kam später aber regelmäßig alle zwei Monate heraus. CONTACT wurde kostenfrei abgegeben, und die Leser wurden aufgefordert, weiterzuverbreiten, was ihnen brauchbar erschien. Anfangs erschien die Zeitschrift nur in Englisch, bald wurden auch französische und spanische Übersetzungen nötig. Später stellte sich heraus, daß sie auch in portugiesischer Sprache erhältlich war, da ein brasilianischer Verleger sie in einer nationalen Zeitschrift abdruckte. Wie zu erwarten war, ermutigte die Publikation dieser experimentellen Formen von Gesundheitsdienst nicht nur zu mehr Experimenten mit lokalen Modifikationen, sondern führte auch dazu, daß andere ihre »Entdeckungen« beschrieben, von denen die Kommission vorher nichts wußte.

Diese Entdeckungen waren nicht nur als solche interessant, sondern sie waren auch bezeichnend für das wachsende Bewußtsein, daß ein Gesundheitssystem auf das Grundbedürfnis der Menschen nach sozialer Gerechtigkeit eingehen muß. Die sogenannte entwickelte Welt der Industrienationen konzentrierte sich auf ethische Probleme, die mit einzelnen Patienten zu tun haben, wie Abtreibung, Euthanasie und die Verlängerung des Lebens durch künstliche Mittel; nur wenige hatten die moralischen Probleme erkannt, wenn es darum geht, für eine große Anzahl von Menschen medizinische Dienste zur Verfügung zu stellen, wenn finanzielle und personelle Mittel fehlen. Diese letzteren ethischen Fragen wurden durch eine Reihe von Gesprächen zwischen dem Vorsitzenden, Dr. John H. Bryant und Prof. David E. Jenkins, einem Theologen, für die Kommission zum Schwerpunkt und ein Merkmal der ersten Jahressitzungen.

Dr. Bryant fing damit an, eine typische Situation medizinischen Dienstes in einem Entwicklungsland zu schildern: »Ein junger Arzt kommt an seinem ersten Bestimmungsort an. Zum Distrikt gehören 70000 Menschen. Er ist der einzige Arzt. Das Hospital hat 70 Betten – in manchen Betten liegen zwei Patienten, andere Patienten liegen auf dem Fußboden zwischen den Betten. Die Ambulanz ist übervoll mit Patienten. Seine Mitarbeiter sind eine Schwester und eine Anzahl von paramedizinischem Personal und Hilfspersonal. Vier Gesundheitszentren sind über den Distrikt verteilt, jedes für 10000 bis 20000 Menschen, besetzt mit Hilfskräften, die tun, was in ihrer Kompetenz liegt und die für kompliziertere Fälle den Arzt und die Krankenschwester um Hilfe bitten. Einige Patienten, die kommen, brauchen dringend Hilfe – z. B. eine Frau, die nicht entbinden kann, jemand mit zerebraler Malaria –, aber bei den meisten handelt es sich um kleinere Probleme, z. B. eine Erkältung. Viele Leute des Distrikts kommen überhaupt nicht. Warum? Jemand hat Tuberkulose, aber er weiß nichts davon. Die potentielle Intelligenz eines Kindes kann durch falsche und ungenügende Ernährung gefährdet werden, aber die Mutter weiß davon nichts. Es kann aber auch sein, daß sie sich der Krankheit bewußt sind, aber keine Hilfe suchen, weil es zu weit ist oder weil sie zu lange warten müssen oder die Kosten zu hoch sind oder das Verhalten des Personals sie beleidigt. Oder es könnte auch sein, daß sie ahnen, daß die Versorgung, die sie erhalten, ihnen nicht bei der Bewältigung ihrer Probleme hilft.

Den Arzt bewegt eine Frage, die uns in das Zentrum unserer Überlegungen führt: Für wen bin ich verantwortlich? Wir merken, wie wichtig es ist, zu bestimmen, für wen der Arzt und sein Team verantwortlich sind. Wenn sie ihre Hauptaufgabe darin sehen, die Gesundheit aller Leute in ihrem Distrikt zu verbessern, ist sofort klar, daß diejenigen, die nicht kommen, bei den Berechnungen der Gesundheitsverbesserung genauso ›zählen‹, wie die, die kommen.

Wenn der Arzt aber die Verantwortung für alle übernimmt, ist er mit der beunruhigenden Tatsache konfrontiert, daß er eigentlich nicht für alle die Gesundheitsversorgung übernehmen kann, denn es gibt zu viele Probleme und die Ressourcen sind zu beschränkt. So muß er entscheiden, wem von der Bevölkerung er helfen will. Wenn er entscheidet, für wen er da sein kann, entscheidet er zugleich, für wen er nicht zuständig sein kann. Wie sollten solche Entscheidungen gefällt werden? Mit wenigen Ausnahmen finden diese Entscheidungen heute nicht statt. In der Tradition der Medizin ist es so, daß diejenigen, die kommen und in der Nähe leben, versorgt werden und die anderen nicht. Welche Hilfe hat der junge Arzt in dieser Situation? Es ist unwahrscheinlich, daß seine Ausbildung ihn darauf vorbereitet hat, solche Entscheidungen zu treffen, es ist wahrscheinlicher, daß sie ihn davon abhalten wird zu erkennen, daß solche Entscheidungen getroffen werden müssen. Vielleicht hat er etwas über Prävention gelernt, vielleicht hat er an einem gemeindeorientierten Gesundheitsprogramm mitgearbeitet, z. B. in der Familienplanung und in der Kinderversorgung. Dies sind zwar wichtige Ansätze, aber meist sehr begrenzt, und sie zielen auf kleine Gruppen von Menschen ab; so ist es sehr unwahrscheinlich, daß er gelernt hat, sich mit den weiterreichenden Fragen auseinanderzusetzen; die Ärzte als professionelle Gruppe haben sich wenig mit den Fragen abgegeben.«

Prof. Jenkins erinnerte uns in seiner Antwort daran, daß diese Situation, sich Fragen und Herausforderungen zu stellen, die bisher nicht aufgekommen waren, für das Volk Gottes normal sei, denn in der Bibel wird das Volk Gottes immer als ein Volk unterwegs gezeigt. Was wir für diese Pilgerfahrt an Hilfsmitteln mitbringen, wird davon abhängen, wie wir unsere Beziehungen zueinander, zur Welt und zu Gott verstehen. Man kann nicht erwarten, daß die Theologie einfache Antworten für all unsere Probleme bereithält; aber sie hilft uns, mit Problemen zu leben und uns den Fragen zu stellen im Glauben, daß Gott die Dinge zusammenhält und daß er es den Menschen erlaubt hat mitzuhelfen, das Reich Gottes zu offenbaren. Außerdem ist nach christlichem Verständnis des Menschen und seiner Situation klar, daß wir uns der Verantwortung *allen gegenüber* bewußt sein sollen, aber nicht *für* alle verantwortlich sein müssen. Das Kreuz zeigt uns, daß nur Gott für alle Verantwortung übernehmen kann. Aber wie hilft das uns und dem jungen Mann, Entscheidungen zu treffen?

»Christi Evangelium hilft uns in aller Eindeutigkeit mit einer Priorität, nämlich der, den Armen zu dienen. Er läßt uns fragen: Wer sind die, die keine Hilfe haben oder die, bei denen kein Prestige damit verbunden ist, daß man ihnen hilft? Dies sind nicht unbedingt die Armen im wirtschaftlichen Sinn, sondern eher die Vernachlässigten, die Übergangenen, die Unwichtigen, die Verstoßenen, die Außenseiter und die Drop-outs der Gesellschaft auf allen Ebenen. Die Tatsache, daß jede Gesellschaft sie hervorbringt, ist ein Urteil über diese Gesellschaft und deren Prioritäten, und unsere Priorität muß es sein, diese Prioritäten zu verändern. – So müssen wir z. B. uns selbst und anderen klarmachen, daß noch so viel an Gesundheitsversorgung nicht verhindern wird, daß Menschen jetzt oder später sterben. Daher müssen wir Entscheidungen fällen, wie wir Menschen helfen sollen, menschlich zu sein, im Hinblick auf (1) die Notwendigkeit von Gesundheitsdiensten und (2) die Notwendigkeit, sie als Menschen zu behandeln, die leben und *sterben*. Etwas muß ihnen hier und jetzt klargemacht werden, ob wir nun die Gesamtsituation verändern können oder nicht. Man muß Mangelernährung aus der Welt schaffen, und man muß das Problem angehen, daß Menschen an Mangelernährung sterben. Kein Maß an Entwicklung wird den Menschen *menschliches* Leben geben. Ich denke, daß das Kriterium der ›Armen‹ uns bezüglich der christlichen Prioritäten direkt helfen kann, wenn wir anfangen, einen umfassenden Gesundheitsdienst aufzubauen. Wenn es notwendig ist, hier Pionierdienst zu leisten, weil niemand sonst das Problem beachtet, ist dies ein Ruf für Christen!«

Prof. Jenkins schlug ein zweites Kriterium vor, nämlich die Notwendigkeit, das in Frage zu stellen, was man als selbstverständlich ansieht. Ein Beispiel wären die Vorschriften in einem Krankenhaus und die Frage, ob sie begründet sind durch ein Interesse an besserer Pflege und Versorgung des Kranken oder durch Vorurteile des Personals. Wird die Anstellung von Personal und der Gebrauch von Hilfsmitteln von einem traditionellen Prestige bestimmt, das sich im Lauf der Zeit entwickelt hat? Ist es wichtig, immer mehr Apparate zu haben und immer kompliziertere Operationen durchzuführen? Zu wessen Lasten geht es, wenn solche Dinge ständig in Frage gestellt werden? Das ist ein sehr wichtiger Teil der Berufung, dem leidenden Christus nachzufolgen und dabei Prioritäten in Frage zu stellen und zu korrigieren. Ebenso wird es nötig sein, Meinungen in Frage zu stellen, z. B. die Auffassung von dem, was Gesundheit ist und besonders die Annahme, daß wir sie liefern oder aufdrängen können. Wer sind wir, daß wir Entscheidungen über Gesundheit treffen oder unsere Meinung über Gesundheit aufdrängen könnten? Wir sind immer in der großen Gefahr, uns selbst und unserem Image zu dienen und nicht denen, denen wir vorgeben zu dienen. Wer spricht für die, die leiden und keine Gesundheit finden? Gesundheit hat zu tun mit der Ganzheit aller Menschen und kann nicht von oben oder von außen aufgedrängt werden. Es ist nicht unsere Aufgabe, Gesundheit zu produzieren, sondern Gesundheit zu ermöglichen, damit der GEBER der Gesundheit sie geben kann.

Dr. Bryant und Prof. Jenkins führten den Dialog über folgende Fragen fort: Welchen Wert haben die Menschenleben, über die wir Entscheidungen treffen? Welchen Sinn hat das menschliche Leben und welche entscheidenden Fragen sind darüber zu stellen? Sie waren sich darüber einig, daß in diesem Kontext folgende Begriffe von Bedeutung sind: Dazugehören, Mitdenken und Mitsorgen, man zählt und es wird mit einem gerechnet, Teilen und Mitteilen, Werden und Neuwerden, Unterwegs-sein. Diese Worte drücken die Tatsache aus, daß menschliche Werte zutiefst mit persönlichen Dingen zu tun haben und das nicht in Isolation, sondern als Teil einer Familie oder Gemeinschaft. Sie sind aktiv und prozess-orientiert und nicht statisch; dabei deuten sie Unsicherheit an (Zu wem gehören? Auf dem Wege sein wohin?). Obgleich die Unsicherheit Sorgen macht, läßt sie auch Raum für Hoffnung. Man ist weder seltsamen noch deterministischen Mächten überlassen, sondern man kann die Richtung mitbestimmen und am Prozess der Veränderung teilnehmen.

Dr. Bryant schlug dann eine Methodik vor, die man anwenden kann, um bei Gesundheitsproblemen Prioritäten zu setzen. Dabei sollten Kriterien wie Häufigkeit und Schwere von Erkrankungen, Gemeindebeteiligung und Anfälligkeit einer Verwaltung gegenüber angewendet werden, und das im Lichte der menschlichen Werte, auf die man sich vorher geeinigt hatte. »Die Gemeinschaft kann auf jeder Stufe dieses Problemlösungsprozesses beteiligt werden: wenn das Problem vorgestellt wird und wenn sie beginnt, es richtig zu verstehen, wenn sie dabei die Fähigkeit erwirbt, Entscheidungen zu treffen, wenn sie bei der Ausführung beteiligt ist, wenn man Erfolg und Mißerfolg der Entscheidungen beobachtet und Veränderungen einführt, wo diese nötig erscheinen. So sind sie alle gemeinsam unterwegs. Das Nahziel wäre dabei, die Gemeinschaft an den Beschlüssen zu beteiligen, die zu einem bestimmten Gesundheitsprogramm führen sollen, aber das weitere Ziel ist, den problemlösenden Prozess als weitergehenden Gemeinschaftsprozess einzuführen. Man kann diesen Prozess auch Selbstbestimmungsprozess nennen. Die Beschlüsse, die durch eine Beteiligung einer Gemeinschaft und eines Gesundheitsteams am Problemlösungsprozess gefaßt werden, sind weniger wichtig als die Tatsache, daß sie in den Prozess einbezogen sind, auch weniger wichtig als die Tatsache, daß die Gemeinschaft selbst beschließt, in welche Richtung sie sich entwickeln will.

David Jenkins sagte früher, daß ›Technologie mit Problemlösung zu tun hat, Theologie aber damit, daß man mit Problemen leben kann.‹ Ich frage mich, ob Technologie und Theologie nicht in dem Konzept zusammenkommen, bei dem Gemeinschaft den problemlösenden Prozess dazu nutzt, mit den Problemen zu leben und dabei auch ihr eigenes Schicksal in die Hand zu nehmen, wenigstens soweit, wie Menschen über solche Dinge Kontrolle haben können. Man hat viel geredet über die Dichotomie von Hospitalprogrammen, die einzelnen zugute kommen, und Programmen außerhalb des Krankenhauses, die der ganzen Gemeinschaft helfen. Die ersteren werden beschuldigt, daß sie zuviel Geld für zuwenig Menschen ausgeben, die letzteren aber, daß sie die Bedürfnisse des einzelnen übergehen und die persönliche Wärme verlorengeht, die zu der direkten Beziehung bei der Behandlung gehört. Ohne Zweifel ist durch die falsche Enge dieser Ansichten viel verlorengegangen. Es gibt eine umfassende Gesundheitsversorgung, in der der einzelne und die Gruppe einbezogen sind, aber so, daß Bedürfnisse und Ressourcen sich die Waage halten. Hilft uns diese Diskussion bei dem Problem des jungen Arztes und den Entscheidungen, die er zu fällen hat? Ich glaube ja, und zwar auf verschiedenen Ebenen des Problems.

Man stelle sich den jungen Mann vor, wie er mit dem Land-Rover im Hinterland seines Distriktes über eine schlechte Straße fährt. Er hat die Verantwortung für die gesamte Bevölkerung übernommen und hat sich von dem endlosen Strom der Leute abgewandt, die zu seinem Hospital kommen und läßt sie von anderen Mitgliedern des Teams betreuen, damit er die Entwicklung der Distrikt-Programme insgesamt überwachen kann.

Zu Beginn haben er und sein Team wohl die wichtigsten Gesundheitsprobleme herausgefunden, haben Prioritäten gesetzt und Zielgruppen ausgewählt, bei denen mit den geringen Ressourcen etwas zu erreichen ist. Als die Wahl getroffen werden mußte, wem man helfen wollte, mußte er erkennen, daß rein technische Kriterien nicht weiterhelfen. Hier gibt unsere Sorge um den Wert des Lebens, hervorgegangen aus dem christlichen Anliegen und aus dem theologischen Kontext entwickelt, ein Beispiel, wie andere Wertmaßstäbe bei der Entscheidung über Gesundheitsprioritäten beachtet werden müssen. Wenn es bei der Festsetzung von Prioritäten eine Hilfe war, eine breitere Palette menschlicher Werte zu beachten, so wurde die Schwierigkeit nicht geringer, daß ein Einzelner entscheiden muß, wem unter vielen geholfen werden soll. Hier könnte es für ihn eine Hilfe sein zu wissen, daß es Entscheidungen gibt, an denen die beteiligt sein sollten, für die entschieden wird.

So wendet er sich der Gruppe zu. Während Entscheidungen mit der Gruppe zusammen getroffen werden, erlebt er den langen und komplizierten Prozess, wie effektive Teilnahme sich anbahnt. Aber er erkennt auch, daß, abgesehen von den Gesundheitsproblemen, Teilnahme ein wichtiges Element des Prozesses ist, durch den Individuen, Familien und Gruppen ihre Fähigkeit zur Selbstbestimmung entwickeln. Als der junge Arzt sich dem Dorf näherte und zu der Hebamme hinging, die mit den Dorfführern auf ihn wartete, wußte er, daß er mit ihnen gemeinsam einen Prozess durchlaufen sollte, der wichtig ist für ihre Gesundheit, aber zugleich auch menschlich in all dem, was für sie alle als Menschen Erfüllung bedeutet.«

Dr. Bryant sagte am Ende, daß er den Dialog interessant und nützlich fand; aber war das Theologie? Professor Jenkins antwortete, indem er die Worte, die Bedeutung hatten, um menschliche Werte zu beurteilen (dazu gehören mitsorgen usw.), in den Kontext des Evangeliums und des Angebotes Gottes in Jesus Christus brachte.

»Wenn Dr. Bryant fragt, ob wir Theologie betreiben, so ist die Antwort zweifelsohne ja, weil Theologie sich mit Gott beschäftigt. Das ist ein für die Praxis wichtiges Argument, weil das ›Etwas‹ Gott selbst ist, weil die Palette des Dazugehörens, des Werdens, des Teilens und Teilhabens usw. so breit ist, wie ich angedeutet habe. Denn Medizin anzubieten ist nicht das eigentliche Anliegen. Natürlich stimmen wir darin überein, daß wir uns mit Gesundheit beschäftigen. Das Anliegen ist aber Verbindung, Umgang Gottes mit den Menschen, der Menschen mit Gott in der Form und durch das Geschehen und die Möglichkeiten medizinischer Arbeit. Zunächst also geht es uns um das Sein und Werden.

Unter diesem Aspekt müssen wir die verschiedenen christlichen Aussagen näher ansehen. Wir müssen die Inkarnation betrachten, Jesus als die Verkörperung Gottes. Jesus als den Menschen, der göttlich unter den vielen ist, denen es darum geht, daß alle Dinge göttlich werden. Jesus zeigt, daß in der historischen Reihe die kennzeichnende Art Gottes uns gegenüber in der Art eines Menschen ausgedrückt ist. Bei dieser Vorstellung aber müssen wir darauf achten, daß dieser Gott nicht mit den Menschen identisch ist. Das ist wahrhaftig die Quelle unserer Hoffnung. Im historischen Sinn ist das kennzeichnende Wesen Gottes gegenüber uns ausgedrückt in dem Wesen des Menschen Jesus. Dieser göttliche Mensch hat ein menschliches Wesen. Auf diese Weise haben wir das unglaubliche Angebot, daß es buchstäblich wahr ist, daß wir göttliche Möglichkeiten haben.«

Schließlich fragte sich Professor Jenkins, ob Engagement für diese Frage und die Aktionen, die daraus folgen, uns nicht auf einen revolutionären Pfad führen.

»Aber irgendwie ist das zufällig. Unser eigentliches Anliegen in der Christenheit ist die Feier der Veränderung (Wandlung). Das ist so, weil es uns darum geht, in das Neue einzutreten, das sich in der Unendlichkeit seiner selbst entwickelt, die Gott uns anbietet. Dies bringt uns dann zu dem, was in unseren Diskussionen ein wichtiger Punkt war. Veränderung und Wandel bedrohen unsere Identität. Je mehr ich mit der System-Analyse beschäftigt bin, je mehr ich dabei bin, Institutionen zu verändern und Fragen zu stellen, wie Haltungen verändert werden können, die institutionalisiert worden sind, desto mehr scheint die richtige Frage zu sein: Wo finden Menschen ihre Identität? Für die Christen lautet die theologische Antwort, daß die Identität nicht in mir selbst, wie ich jetzt bin, liegt, nicht in mir als Arzt, als Verwalter, als Mitarbeiter in einer medizinischen Hochschule usw. So wird meine Identität im Moment ausgedrückt und verkörpert. Aber Identität ist nicht zu finden in den medizinischen Berufen und in dem, womit wir uns durch unsere Ausbildung identifizieren. Die Identität jedes und aller Menschen ist in Gott und in uns als seinem Ebenbild, und wir werden Ebenbild werden. Die großen Probleme der Veränderung scheinen mehr Probleme von Institutionen zu sein. Aber die institutionalisierten Probleme sind es, die die Menschen fesseln und auf die die Menschen eingehen. Wenn wir nicht Personen werden, die frei sind für eine neue Identifikation und auch anderen dazu helfen, ist alles, was wir über Re-Orientierung sagen, hoffnungslos. Es kann ohnehin recht hoffnungslos aussehen; aber gerade dann besinnen wir uns auf unseren Glauben, der uns sagt, daß Mission (Sendung) Gottes Tun ist, so daß wir frei sind, weiter zu versuchen.«[3]

Mit dem Ruf, Erneuerung in Gott zu suchen, zusammen mit den praktischen Beispielen von Menschen, die bereit waren, ihre Identität aufzugeben, um Menschen besser zu dienen, war es kein Wunder, daß die Christliche Gesundheitskommission sich auf einen Kreuzzug für soziale Gerechtigkeit in der Förderung und Verteilung von Gesundheitsdiensten begab. Außerdem nahm sie das Anliegen neu auf, ein effektives Verständnis von Gesundheit und Heilung zu entdecken, das sich in praktikable Formen umsetzen läßt.

Anmerkungen

1 Eine ausführliche Beschreibung dieses Projekts wird in dem Buch »Health by the People« von K.W. Newell (Hrsg.), World Health Organization, Geneva 1975, gegeben.
2 Dieses Projekt wird ausführlicher in dem Buch »Health by the People«, von K. W. Newell (Hrsg.), World Health Organization Geneva, 1975, beschrieben.
3 Alle Hinweise auf diesen Dialog sind CONTACT Nr. 4, »Moral Issues and Health Care«, March 1971, entnommen.

Kapitel 7

Die Weltgesundheitsorganisation und primäre Gesundheitsversorgung

Als sich die Christliche Gesundheitskommission immer intensiver darum bemühte, eine effektivere und weitere Streuung von gesundheitsbezogenen Ressourcen zu erreichen, zog sie die Aufmerksamkeit der Weltgesundheitsorganisation auf sich. Gegen Ende des Jahres 1973 setzte sich der stellvertretende Direktor der WHO, Dr. T. A. Lambo, mit dem Direktor der CMC in Verbindung, um mit ihm die Möglichkeiten für eine engere Zusammenarbeit zu untersuchen. Am 22. März 1974 rief Dr. Halfdan Mahler, der Generaldirektor der WHO, seine leitenden Mitarbeiter zu einer gemeinsamen Sitzung mit den leitenden Mitarbeitern der CMC (alle fünf) zusammen. Das Ergebnis dieses Gesprächs war der Vorschlag, ein gemeinsames Komitee zu berufen, dessen Aufgabe die Suche nach Möglichkeiten für eine engere Koordination und Zusammenarbeit sein sollte.

Unter anderem erarbeitete dieses Gremium folgende Empfehlungen: Es besteht Übereinstimmung darüber, daß das Wachsen echter Beziehungen Zeit erfordert und daß dieser Prozess am besten gefördert wird, wenn man sich auf gemeinsame Arbeit einläßt. Um dies zu erreichen, sollte ein kleiner ständiger Ausschuß gegründet werden, der regelmäßig zusammentreten sollte, um den zuständigen Personen in den beiden Organisationen zu berichten. Erste Aufgabe dieses ständigen Ausschusses sollte sein, Vorschläge für gemeinsame Aktionen im Jahr 1974 zu erarbeiten und darüber hinaus für eine begrenzte Zeit (ein bis zwei Jahre) gemeinsame Unternehmungen vorzuschlagen. Zu Beginn könnten sich solche Programme auf einen beschränkten Bereich gemeinsamer Interessen der CMC und des Hauptquartiers der WHO beschränken. Im frühen Stadium dieser Zusammenarbeit wäre es wohl notwendig, daß WHO und CMC sich häufiger gemeinsam an Sitzungen ihrer verschiedenen technischen und Verwaltungsabteilungen beteiligten. Bis zu einem gewissen Grade geschieht das schon, aber diese Aktivitäten könnten beträchtlich ausgeweitet werden. Wegen ihrem kleineren Stab wird die CMC Schwierigkeiten haben. Es schien so, daß bei einer weitgehenden Parallelität der CMC-Programme mit einigen WHO-Programmen die WHO der CMC den Zugang zu Wissen und Erfahrungen ihrer Unterorganisationen erleichtern sollte, um die Projekte zu fördern. Die CMC hat zwar formal diesen Zugang als eine Nicht-Regierungs-Organisation (NGO), ein ständiger gemeinsamer Ausschuß könnte dies aber in der Praxis erleichtern.

Diese Empfehlungen wurden von der Kommission sehr begrüßt, aber man hielt es für notwendig, die jeweiligen Mandate der beiden Organisationen zu klären: Die WHO wurde ins Leben gerufen, um für die Verbesserung der Gesundheitsversorgung aller Völker zu sorgen, und sie arbeitet primär mit Regierungen zusammen; einige dieser Regierungen könnten aus dem Namen der Christlichen Gesundheitskommission ableiten, sie hätte ein vorwiegend sektiererisches Interesse und könnte sich in Unternehmungen einlassen, die politischen Richtlinien der Regierungen widersprächen. Die Kommission erklärte, daß ihre eigenen Aktivitäten zur Verbesserung der Gesundheitsversorgung sich auch an die gesamte Bevölkerung richteten, ohne Rücksicht auf Hautfarbe, Rasse, Geschlecht oder nationale Zugehörigkeit. Sie erkannte die verfassungsmäßige und moralische Verantwortung von Regierungen für die Gesundheitsversorgung ihrer jeweiligen Nationen an. Sie behielt sich aber das Recht vor, die Gesundheitspolitik von Regierungen zu kritisieren, wenn diese nicht den Bedürfnissen der ganzen Bevölkerung entsprächen, machte dabei aber klar, daß sie sich nicht in Aktivitäten einlassen würde, die sich offen gegen Regierungen richteten. Vielmehr würde sie versuchen, den freiwilligen Sektor von Gesundheitsdiensten zu organisieren (ein Großteil dieser Arbeit befand sich in kirchlicher Trägerschaft), um so ein Forum für gemeinsame Planungen mit Regierungen zu schaffen und Überschneidungen zu vermeiden. Auch ermutigte sie die Kirchen, neue Programme der Gesundheitsversorgung zu unternehmen, bei welchen die Regierungen etwas finden könnten, was lohnen würde, in ihre nationale Gesundheitspolitik aufgenommen zu werden; insbesondere solche Programme, die das Los der armen Bevölkerungsgruppen erleichtern. Im September 1974 erklärte der Generaldirektor der WHO, er sei mit den Empfehlungen einverstanden. Danach wurde ein ständiges gemeinsames Komitee gegründet.

Eines der ersten Ergebnisse der Kooperation mit der WHO war die Aufnahme einiger experimenteller Programme der Gesundheitsversorgung. Diese Programme wurden im Rahmen einer gemeinsamen Studie der WHO und UNICEF unter dem Titel »Alternative Ansätze zur Befriedigung gesundheitsbezogener Grundbedürfnisse von Bevölkerungsgruppen in Entwicklungsländern« behandelt. Sie entstand zu Beginn dieser Zusammenarbeit mit der CMC. Danach wurde 1975 von der WHO das Buch »Health by the People« (Gesundheit durch Menschen) publiziert, in dem diese und andere experimentelle Programme beschrieben wurden. Einige der in Kapitel 6 erwähnten Konzepte erhielten so eine sehr große Publizität und ein Publikum, das wesentlich größer war als nur die Mitgliedschaft der CMC. Das wichtigste Ergebnis dieser Kooperation zwischen den beiden Organisationen aber war die Formulierung von Prinzipien der primären Gesundheitsversorgung, um die sich die WHO besonders verdient gemacht hat. Dies wiederum führte zu einer Vorlage, die dem Verwaltungsrat der WHO auf der Konferenz in Genf im Dezember 1974 vorgelegt wurde. Die Vorlage begann mit einer Definition des Problems, mit dem sich der Verwaltungsrat schon im Vorjahr beschäftigt hatte: Es wurde aufmerksam gemacht auf die Ungerechtigkeiten bei der Verteilung medizinischer Dienste und auf die ungleiche geographische Verteilung.

»Der Ausschuß ist der Meinung, daß die Gesundheitsdienste in vielen Ländern nicht Schritt halten mit den Veränderungen der Bevölkerung – und zwar weder in Quantität noch in Qualität. Sie werden eher schlechter als besser. Selbst wenn man von der optimistischen Behauptung ausgeht, die Gesundheitsdienste würden besser, ist der Ausschuß dennoch der Meinung, daß wir uns am Rande einer großen Krise befinden, der wir uns umgehend stellen müssen, da sonst die Reaktionen auf diese Krise destruktiv und sehr teuer werden könnten. Anscheinend sind große Bevölkerungsteile aus verschiedenen Gründen mit der Gesundheitsversorgung unzufrieden. Diese Unzufriedenheit tritt sowohl in den Industrieländern als auch in der Dritten Welt zutage. Man kann sie zusammenfassend wohl als Unfähigkeit bezeichnen, den Erwartungen der Bevölkerung zu entsprechen; eine Unfähigkeit der Gesundheitsdienste, auf nationaler Ebene die vorhandenen Anforderungen und die sich ändernden Bedürfnisse in den verschiedenen Gesellschaftsgruppen adäquat zu befriedigen; zwischen den Völkern gibt es enorme Unterschiede (die nicht geringer werden) im allgemeinen Gesundheitszustand der Bevölkerung und ebenso innerhalb der Länder zwischen verschiedenen Bevölkerungsgruppen; die Kosten erhöhen sich rapide ohne sichtbare und sinnvolle Verbesserung der Dienstleistungen; außerdem fühlen sich die Nutzer dieses Systems – ob zu Recht oder zu Unrecht – hilflos und befürchten, daß die Gesundheitsdienste und ihr Personal sich unkontrollierbar nach ganz eigenen Gesetzmäßigkeiten entwickeln, was zwar befriedigend für die Beschäftigten im Gesundheitswesen sein kann, aber nicht das ist, was der will, der sie braucht.«[1]

Die WHO versuchte, diese Probleme dadurch zu lösen, daß sie sich für eine primäre Gesundheitsversorgung auf Gemeindeebene einsetzte als einzige Möglichkeit, wie Gesundheitsdienste sich schnell und effektiv entwickeln könnten. Damit übernahm die WHO auch den Standpunkt, daß das zur Zeit vorherrschende System des Transfers medizinischer Technologie aus den wirtschaftlich entwickelten Ländern in der Dritten Welt die Probleme nicht hat bewältigen können. Von dieser traditionellen Form der medizinischen Entwicklungshilfe mußte man sich radikal trennen, und dabei sollten folgende grundlegende Prinzipien beachtet werden:

1. Die primäre Gesundheitsversorgung sollte sich nach den Lebensgewohnheiten der Bevölkerung richten, der sie dienen soll;
2. die örtliche Bevölkerung sollte aktiv einbezogen werden in die Planung der Gesundheitsversorgungssysteme, so daß die Gesundheitsversorgung sich nach den lokalen Bedürfnissen und Prioritäten richten kann;
3. die angebotene Gesundheitsversorgung sollte sich möglichst weitgehend auf die vorhandenen Ressourcen der Gemeinschaft stützen, und zwar besonders auf solche, die bislang nicht mit einbezogen waren; dabei sollte sie sich innerhalb der bestehenden, oft äußerst engen finanziellen Grenzen bewegen;
4. die primäre Gesundheitsversorgung sollte präventive, kurative und gesundheitsfördernde medizinische Dienste für die Gemeinde und für die einzelnen Menschen in der Gemeinde in sich vereinen;
5. alle Gesundheitsmaßnahmen sollten auf niedrigster praktisch möglicher Ebene der Gesundheitsdienste unternommen werden und zwar von Gesundheitsarbeitern, die die einfachste für die Maßnahmen notwendige Ausbildung haben;
6. weitere medizinische Dienste sollten so gestaltet sein, daß das, was auf niederer Ebene gebraucht wird, davon unterstützt wird – und zwar besonders in der Versorgung mit technischen Hilfsmitteln, mit Medikamenten und Heilmitteln sowie hinsichtlich der Fachaufsicht und der Überweisungsmöglichkeiten;

7. primäre Gesundheitsversorgung sollte vollständig integriert sein in die Dienste der anderen Sektoren im Bereich Gemeindeentwicklung (Landwirtschaft, Erziehung, öffentliche Einrichtungen, Wohnungsbau und Kommunikation).

Um diese Prinzipien in die Praxis umzusetzen, wurde empfohlen, daß die, die primäre Gesundheitsversorgung durchführen, von der Gemeinde ausgewählt und lokal ausgebildet und ständig weitergebildet werden und dabei wenn möglich von der Gemeinde selbst unterstützt und verwaltet werden.[2] Die Annahme der oben genannten Prinzipien im Jahr 1975 durch die Generalversammlung der WHO bedeutete eine radikale Veränderung der Prioritäten der WHO. Einer der Delegierten meinte, es sei interessant, daß sie sich so einfache Ideen zu eigen gemacht habe und sich dabei weder auf moderne Wissenschaften – z. B. die Soziologie – berufe, noch sich auf die Computertechnologie stütze, sondern daß sie sich einfach auf die Probleme konzentriere. In der Vergangenheit hatte sich die Planung der Gesundheitsdienste – das ist noch immer eine relativ neue Disziplin – viel zu sehr mit der Neuverteilung der Ressourcen innerhalb des bestehenden Systems beschäftigt statt mit der gesamten Krankheit, die tatsächlich in der Gemeinschaft als ganzer als Last empfunden wird. Man hatte sich auf die Informationen verlassen, die innerhalb des bestehenden Systems vorhanden waren, ein System, das nicht befriedigend sein konnte, da es selten mehr als 20 % der Bevölkerung in den weniger entwickelten Ländern erreichte. Aber auch in den entwickelten Ländern, in denen man sich so sehr auf den kurzsichtigen, individualistischen Ansatz eines Großteils der Medizin verläßt, werden die Kranken nicht beachtet, die die Angebote des Systems nicht von sich aus nutzen und deshalb nicht beobachtbare Größen und nicht von statistischer Bedeutung sind.

Außerdem entwickelt sich die Planung von Gesundheitsversorgung – ähnlich wie in anderen Bereichen – sehr leicht in einer systemimmanenten Eigendynamik, statt daß sie sich mit den Menschen befaßt, für die dieses System da ist. Zweifellos ist es ein wichtiges Ziel, daß die nationale Politik sich darum kümmert, daß medizinische Einrichtungen und ihr Personal nicht mehr nur 20 % der Bevölkerung zugute kommen und 80 % unversorgt bleiben, aber das ist noch nicht genug. Wenn mehr Einrichtungen geschaffen werden und mehr Personal eingestellt wird, so ist das noch keine Garantie dafür, daß alle Menschen sich ihre Dienste zunutze machen oder daß dadurch die richtige Antwort auf die Probleme gefunden wird. Gesundheitsversorgungssysteme sind in der Regel wie Pyramiden organisiert. Im Idealfall sollte diese an der Basis beginnen mit der primären Gesundheitsversorgung und mit geeignetem Personal, das von der Gemeinde jeweils ausgewählt wird. Dadurch könnten wahrscheinlich 65 % aller Krankheiten in der Gesamtbevölkerung bewältigt werden. Darüber angeordnet ist der Sekundärbereich der Distriktkrankenhäuser, die in der Lage sein sollten, die 25–30 % der schwereren Fälle zu behandeln, und auf der tertiären Ebene sollte es eine besonders gut ausgestattete Einrichtung geben mit spezialisiertem Personal, um die 5–10 % der Krankheiten zu behandeln, die eine spezialisierte Behandlung brauchen. In den weniger entwickelten Ländern jedoch hat man in der Gesundheitsversorgung das Unmögliche versucht: Man baute eine Pyramide mit der Spitze nach unten, und meistens erreichte sie die Basis nicht. Mit dem Bild der Pyramide soll angedeutet werden, daß alle Krankheitserscheinungen durch ein Filtersystem gehen sollten, damit nur die äußerst komplizierten Fälle den »Gipfel« der Universitätskrankenhäuser erreichen. Aber natürlich funktioniert das nicht, wenn es keine adäquaten Filter an der Basis gibt.

Die größte Schwierigkeit mit diesem Systemansatz ist, daß man damit lediglich ein westliches System mit allen seinen Mängeln auf eine andere Kultur mit einer anderen Wirtschaftsform überträgt. Wenn man dies auf der Ebene der bilateralen Hilfe tut, ist das Ergebnis die Entwicklung von Unterentwicklung. Die »trickle-down«-Theorie, nach der wachsende finanzielle Mittel, die einem Land zukommen, durch alle Gesellschaftsschichten hinab »tropfen« und so die Lasten derer am unteren Ende der Pyramide vermindern, wird heute in Frage gestellt und ist auf jeden Fall nicht mehr allgemein anerkannt. Es scheint, daß diejenigen, die am unteren Ende der Pyramide warten, niemals erhalten, was sie brauchen; der Unterschied zwischen arm und reich wird immer größer. Das gilt auch im Bereich der Gesundheitsversorgung. Wenn Ressourcen der Gesundheitsversorgung lediglich zum System in seiner jetzigen Organisationsform hinzugefügt werden, wird der Mehrzahl der Menschen in den weniger entwickelten Ländern mit großer Wahrscheinlichkeit der Zugang zu dem verweigert, was man als ein grundlegendes Menschenrecht betrachten sollte.

Der größte Irrtum aber des Systemansatzes ist die Annahme, daß Gesundheit eine Ware ist, die ein Mensch einem anderen geben kann, statt daß man sie als eine Qualität versteht, nach der jeder Mensch und jede Gemeinschaft streben lernen muß. Die Grundannahmen dieses Irrtums werden deutlich im Vokabular des Gesundheitsplaners: Er spricht von »Verbrauchern« und »Anbietern« der Gesundheitsversorgung und von Gesundheits*versorgungs*systemen, als ob dies Pakete wären, die man in unterschiedlichen Packungsgrößen kaufen kann. Das Hauptverdienst des Ansatzes der primären Gesundheitsversorgung ist, daß versucht wird, sich mit den oben erwähnten Problemen in realistischer Weise auseinanderzusetzen, indem man Gesundheit näher an den Menschen heranbringt, wo sie ja auch hingehört.

Das erste Prinzip der primären Gesundheitsversorgung, daß sie sich nämlich nach den Lebensgewohnheiten der Menschen richten sollte, denen sie dienen will, ist ein notwendiges Korrektiv für die Arroganz der allopathischen Medizin, die so lange schon jede Integration der traditionellen Medizin oder jeder anderen Form des Heilens grundsätzlich abgelehnt hat. Millionen von Menschen aber ziehen immer noch die traditionellen Heiler vor, weil sie anscheinend die eigentlichen Fragen der Menschen, die zu ihnen gehen, beantworten, auch wenn sie nicht immer ihre Not lindern können. Der traditionelle Heiler wird mit größerer Wahrscheinlichkeit die »Weltanschauung« des Patienten und damit die Krankheit wie er verstehen und wird ihn deshalb als ganze Person sehen in dem sozialen Gefüge, in das er gehört. Wenn medizinische Dienste sich nach den Lebensgewohnheiten derer richten, denen sie zugute kommen sollen, dann würden sie sich wieder an den sozialen Auftrag erinnern, der ihnen von der Gesellschaft erteilt wird, die ja die Last des Krank-Seins trägt. Voraussetzung dieser öffentlichen Verantwortung wäre eine ehrliche und objektive Darstellung dessen, was die Medizin tun kann und was sie nicht kann für die Erhaltung oder Wiederherstellung von Gesundheit. Dadurch würde auf der anderen Seite das Verantwortungsbewußtsein der Gemeinschaft gefördert, wie es im zweiten und dritten Prinzip vorgeschlagen wird. So könnte man vermeiden, in eine geradezu süchtige Abhängigkeit von der Medizin zu geraten, wie das zur Zeit offenbar im Westen der Fall ist.

Wenn die Person, die als Helfer der primären Gesundheitsversorgung ausgebildet werden soll, von der Gemeinschaft ausgewählt wird, so ist dies im Prinzip dasselbe, wie in der Volksrepublik China die »Barfuß-Ärzte«, die nicht nur den Bedürfnissen der Menschen direkt dienen, sondern die auch ganz wesentlich zu einer Verbesserung der Lebensqualität in diesem Land beigetragen haben. Damit wird auch die Annahme in Frage gestellt, daß ein Arzt den Zugang zum medizinischen Versorgungssystem ermöglichen muß: Es ist vollkommen unmöglich, genügend Ärzte auszubilden, außerdem wachsen Zweifel an der Relevanz mancher Aspekte dieser Ausbildung. Um so wichtiger wird es, daß Menschen in primärer Gesundheitsversorgung ausgebildet werden.

Wenn die Gemeinschaft an Planung und Ausführung dieser primären Gesundheitsdienste beteiligt wird, so hat das den Vorteil, daß diejenigen, die zur Verbesserung des allgemeinen Gesundheitszustandes durch ihren eigenen Einsatz beigetragen haben, ihr Wissen und ihre Motivation mit großer Wahrscheinlichkeit auch zur Lösung anderer Probleme der Gemeinschaft einsetzen. Außerdem sind die meisten armen Länder reich an Menschen, die durch ihre Mitarbeit in der Gesundheitssorge selbst zur Verbesserung ihrer Situation beitragen können – und das ist besser, als Objekt von Mitleid und Wohltätigkeit zu sein.

Das siebente Prinzip nimmt Bezug darauf, daß Gesundheit nur ein Aspekt im gesamten Spektrum der Entwicklung ist. Teil des Problems ist die Tatsache, daß Gesundheit nicht immer in quantitativen Begriffen beschrieben werden kann.

Man kann die Zahl von Impfungen angeben oder die Zahl von Patienten in einer Ambulanz oder die Zahl von Aufnahmen in die stationäre Versorgung; aber diese statistischen Angaben sind nicht immer ein Hinweis für mehr Gesundheit. Gesundheit ist nicht eine einzelne Qualität, die man messen kann und deren Vorhandensein bzw. Fehlen man jeweils feststellen kann. Sie muß im qualitativen Sinne gesehen werden als Dimension der menschlichen Lebensqualität, die eine Voraussetzung ist für die gesamte menschliche Entwicklung. Wir können nicht mehr davon ausgehen, daß die wirtschaftliche Entwicklung allein schließlich auch zu einer Verbesserung der Gesundheit in einer Gemeinschaft führen wird. Andererseits aber bleibt eine Verbesserung der Gesundheit nicht ohne Einfluß auf die Leistungsfähigkeit der Menschen, auf ihre Phantasie, auf ihre Vitalität, die wesentliche Voraussetzungen sind für Kreativität und für eine höhere Lebensqualität.

Wenn Gesundheit als Dimension der Gesamtentwicklung gesehen wird, dann müssen die Beziehungen von Gesundheit zu anderen Faktoren, Dimensionen und Disziplinen mit in Betracht gezogen werden. So stehen Gesundheit und Armut in einer engen gegenseitigen Beziehung. Wenn eine Person oder eine Gemeinschaft sehr arm ist, dann ist sie mit großer Wahrscheinlichkeit nicht gesund. Wenn sie nicht genug zu essen haben oder kein sauberes Wasser, dann kann keine medizinische Maßnahme den allgemeinen Gesundheitszustand verbessern helfen. Auf der anderen Seite kann ein schlechter Gesundheitszustand ganz wesentlich dazu beitragen, daß es für eine arme Bevölkerungsgruppe unmöglich oder sehr schwierig ist, ihre wirtschaftlichen Bedingungen zu verbessern. Eine Verbesserung der landwirtschaftlichen Produktion und der Ernährung, bessere Wohnbedingungen, sanitäre Einrichtungen, Erziehung und Kommunikation haben in vielen Fällen größeren Einfluß auf den allgemeinen Gesundheitszustand als medizinische Versorgung allein. Medizinische Technologie kann zwar die Auswirkungen von Krankheiten beeinflussen, selten aber das Auftreten von Krankheiten verhindern.

Vielleicht erscheint es merkwürdig, daß der WHO und ihrer Priorität der Förderung von primärer Gesundheitsversorgung hier so viel Raum gegeben wird. Wie haben die Kirchen auf die Grundbedürfnisse reagiert, die die primäre Gesundheitsversorgung zu befriedigen sucht? Man muß zugeben, daß im großen und ganzen die Kirchen in den weniger entwickelten Ländern – trotz ihrer neugewonnenen Unabhängigkeit – sich im allgemeinen wenig um Probleme der Gesundheitsversorgung gekümmert haben, außer durch Institutionen wie Hospitäler und Kliniken, die sie von den westlichen Missionen geerbt hatten. Einige Kirchen sahen diese Institutionen leider als Prestige-Symbole, die für eine kleine Minderheit wichtig waren. Wenn sie sich von den wenigen Professionellen in ihren Reihen – seien sie aus dem Lande oder aus dem Westen – beraten ließen, dann wurden sie mit großer Wahrscheinlichkeit dazu ermutigt, wie bisher weiterzumachen. Die wenigen »Entdekkungen«, die im vorigen Kapitel beschrieben sind, waren das Resultat eines sehr einfallsreichen und außerordentlich sensiblen Zugangs zu den Bedürfnissen der Armen, der initiiert wurde von besonders hoch motivierten Personen mit christlichen Überzeugungen. Die Arbeit in diesen Projekten – wie auch in anderen Bereichen der Entwicklung – machte es erforderlich, daß die normativen Standards der westlichen Medizin verworfen wurden. Dadurch entstand aber auch das Problem, daß diese innovativen Projekte stark vom persönlichen Einsatz ihrer »Erfinder« abhingen und daß es sehr schwierig war, sie zu reproduzieren.

Der Vorteil des Ansatzes der primären Gesundheitsversorgung und seiner Aufnahme in das WHO-Programm war, daß hier der Versuch gemacht wurde, eine übertragbare Methodik zu entwickeln, hinter der eine große Organisation steht. Sie wurde von der Regierung des Sudan als Grundlage ihrer nationalen Gesundheitspolitik übernommen. Diese Regierung versuchte, die genannten Prinzipien in den südlichen Landesteilen in die Praxis umzusetzen. Die Regierungen von Guinea-Bissau und der Kapverdischen Inseln folgten und modifizierten den Ansatz entsprechend den lokalen Bedingungen. Gleichzeitig unternahm die CMC und andere von Regierungen unabhängige Organisationen alle nur möglichen Anstrengungen, daß der Ansatz der primären Gesundheitsversorgung zur Priorität der Arbeit auch im privaten Bereich erklärt wurde. Für die CMC war die primäre Gesundheitsversorgung ein brauchbarer Ansatz der intensiven Suche nach Alternativen angesichts der Ungerechtigkeiten und Ungleichheiten des Systems der westlichen medizinischen Versorgung, die die Kirchen ungewollt propagiert und praktiziert hatten. Die Betonung der vertikalen Programme der westlichen Medizin, die sich auf eine Gruppe von Krankheiten oder gar nur auf eine einzige Krankheit konzentrieren, mußte unbedingt aufgegeben werden zugunsten des horizontalen integrativen Ansatzes, wenn man die Bedürfnisse der Armen tatsächlich ernst nehmen wollte.

Die primäre Gesundheitsversorgung scheint auf den ersten Blick eine Lösung für viele Gesundheitsprobleme von Ländern der Dritten Welt zu sein und hat auch manches Sinnvolle für die Industrieländer zu bieten. Es stellt sich jedoch das Problem der Integration dieses Ansatzes in ein medizinisches System, das eine gut abgesicherte hierarchische Struktur hat und von Professionellen dominiert ist. Ein anderes Problem ist, daß es im Rahmen der primären Gesundheitsversorgung noch keinen Platz gibt für die steigenden Ansprüche an Ausbildung, Prestige und Bezahlung, die im allgemeinen an Arbeitsstellen gerichtet werden. Es wäre unrealistisch zu unterstellen, jeder Mitarbeiter der primären Gesundheitsversorgung wolle in seiner Position bleiben, bis er die Rentengrenze erreicht hat. Viele werden selbst »Professionelle« werden wollen, und einige werden versuchen, das hohe Sozialprestige zu erreichen, selbst »Doktor« genannt zu werden. Solche Zweifel stellen sich ein, wenn man die Geschichte ähnlicher Bewegungen an sich vorbeiziehen läßt, deren Ziel die Hilfe für Arme war, die sich aber immer in gleicher Weise bürokratisch institutionalisiert haben, genauso wie die Systeme, aus denen sie sich befreien wollten.

Vom christlichen Standpunkt aus gesehen sind wir wieder bei der Sündhaftigkeit des Menschen angelangt und bei seiner Unfähigkeit, die Dinge zu tun, von denen er weiß, daß sie richtig sind.

Im Juli 1975 lud die Christliche Gesundheitskommission Dr. Charles Elliott – einen Pfarrer und Wirtschaftsfachmann – ein, anläßlich des

Jahrestreffens in Zürich zu sprechen. Er wählte das Thema »Ist die primäre Gesundheitsversorgung die neue Priorität? Ja, aber...«. Er setzte sich damit auseinander, bis zu welchem Grad die primäre Gesundheitsversorgung bereits zu einer neuen Form von professioneller Herrschaft geworden ist und ob sie in einer Weise institutionalisiert werden würde, die sie daran hinderte, jene effektiv zu erreichen, die sie am nötigsten brauchen. Dazu meinte er folgendes:

»Sowohl als Vermittler wie als Nutzer des Gesundheitswesens sind die Menschen in der Gemeinde entscheidend in ihrer Fähigkeit eingeschränkt, Gesundheit zu geben oder zu empfangen. Das grundlegende Problem, dem wir uns stellen müssen, ist daher, diese Fähigkeit zu fördern. Der Prozess, durch den dies erreicht werden soll, kann verschieden benannt werden, je nach ideologischem oder ethischem Standpunkt. Man kann ihn Aufklärung, Befreiung oder Kulturrevolution nennen – oder Erlösung. Damit meine ich nicht, daß alle diese Begriffe dasselbe meinen oder daß sie oberflächlich gesehen äquivalent sind: Ich meine, daß wir alle nach Wegen suchen sollten, wie man verhindern kann, daß die Sorge um Gesundheit gefährdet wird, indem nur ein Beruf sie fordert, und daß die Nutzung von Angeboten der Gesundheitsversorgung zu einer Methode gemacht wird, durch die der Nachbar beraubt wird.

Ich meine, hier erahnen wir, was die CMC immer betont hat, auch wenn das nicht immer ganz deutlich geworden ist: daß Heilung und Erlösung in jeder menschlichen Gesellschaft voneinander abhängig sind, ungeachtet der Kultur, Ideologie oder der Höhe des Bruttosozialprodukts. Diese gegenseitige Abhängigkeit tritt zutage nicht nur auf der individuellen Ebene, sondern auch auf der sozialen oder Makro-Ebene. Die Persönlichkeit des Professionellen und des Patienten wird bestimmt von dem, was die Theologen-Generation von gestern den Stand der Gnade nannte und vom sozialen Milieu, in dem die Persönlichkeit sich bildete und in dem sie lebt. Deshalb ist Erlösung kein Begriff, der sich auf einzelne Personen beziehen darf, er kann es nicht sein und darf es nie werden. Erlösung ist sowohl ein sozialer Prozess als auch eine individuelle Befreiung.

Es bleibt die Frage: Wie können wir diese beginnende Erkenntnis in die Praxis umsetzen, daß in allen unseren Gesellschaftsformen, in reichen (vielleicht noch mehr) wie in armen, der Prozess des Gesund-Seins und Gesund-Machens eine Dimension hat, die vom traditionellen Denken völlig ignoriert wird – eine Dimension, die berücksichtigt, daß die Menschen (Heiler *und* Geheilte) und die Institutionen ständig Befreiung, Erneuerung, Einheit und Versöhnung brauchen – eine Notwendigkeit, die von der biblischen Tradition Erlösung genannt wird, die man aber vielleicht oft auch mit Ganzheit oder Gesundheit übersetzen könnte? Wie bringen wir in entwickelten und unterentwickelten Ländern Heilung und Ganzheit nicht nur den Kranken, sondern auch denen, die vorgeben, Kranke zu heilen? Und wenn wir das tun, welche Folgen hat das für die Beziehung zwischen Praktiker und Patient, zwischen Heiler und Geheiltem? Ohne Zweifel müssen diese Folgen noch sorgfältig erforscht werden, aber eines ist schon jetzt klar: Dies ist keine Beziehung zwischen Kranken und Gesunden. Vielmehr wird das eine Beziehung zwischen zwei Menschen oder Gruppen, die beide wissen, daß sie nicht ›ganz‹ sind und die beide einen Weg zu mehr Ganzheit suchen.

Ich weiß, daß manches, was ich hier gesagt habe, strittig ist und vielleicht zu Widerspruch oder zur grundsätzlichen Ablehnung herausfordert. Sei's drum. Auch wenn ich Gefahr laufe, die Verwirrung perfekt zu machen, darf ich eine letzte Bemerkung machen. Wenn das, was ich gesagt habe, auch nur ansatzweise richtig ist, dann gibt es eine klare Grenze der Zusammenarbeit der CMC mit Organisationen, die meinen, es gebe im Konzept der Gesundheit nicht jenes Element der transzendentalen Ganzheit, wie im letzten Absatz beschrieben.«[3]

Wenn Dr. Elliott auch einige wichtige Vorbehalte vorbringt, indem er fragt, ob die Methode der primären Gesundheitsversorgung für die Millionen Menschen eine Gesundheitsversorgung garantieren kann, denen sie jetzt verweigert wird – so ist diese Methode in der Praxis aber gewiß eine Verbesserung gegenüber dem bestehenden »elitären« System, und wir können dann wenigstens sagen, wir seien »unterwegs«. Der eigentliche Streit wird wahrscheinlich um das sechste Prinzip entbrennen, in dem es heißt, »weitere medizinische Dienste sollten so ausgerichtet sein, daß sie die Arbeit an der Peripherie *unterstützen*«. Wenn das funktionieren soll, braucht man mehr als logistische Unterstützung oder Überwachung. Es wird eine kritische Überprüfung der hierarchischen Struktur in den medizinischen Berufen erforderlich sein, damit die »Oberen« auf die »Untergebenen« im Dienst am Kranken, deren Interesse zu wahren vordringlichste Aufgabe ist, Rücksicht nehmen. Dieses Ziel zu erreichen ist außerordentlich schwierig, einige werden behaupten, das sei nur durch grundsätzliche politische und ökonomische Veränderungen möglich. Die Mitgliedstaaten der WHO haben zwar die Priorität der primären Gesundheitsversorgung anerkannt, das hat aber noch nicht zu sichtbaren Umschichtungen der Haushalte für Gesundheitsversorgung geführt. Wenn das aber nicht geschieht, dann wird wahrscheinlich ein Zwei-Klassen-System die Folge sein, in dem eine Minorität Zugang hat zur hochentwickelten teuren Technologie, während die anderen die primäre Gesundheitsversorgung haben.

Wenn man Ernst macht mit den Prinzipien der primären Gesundheitsversorgung, dann muß auch der medizinische Jargon entmystifiziert werden, und normale Menschen müssen Zugang erhalten in das »Heiligtum«. Daß Professionelle fehlbar sind, wird dabei wohl nicht verborgen bleiben. All das wird ausreichen, eine Art Revolution in Gang zu setzen, aber es ist eine Revolution, die immer notwendiger wird. Jeder Versuch, Gesundheit für und mit den betroffenen Menschen zu erreichen, ist ein Schritt in Richtung Ganzheit.

Der nächste logische Schritt in der Entwicklung der primären Gesundheitsversorgung war die Forderung, die hier entwickelten Methoden zu nutzen, um allen Menschen bis zum Jahr 2000 den Zugang zu Gesundheitsdiensten zu sichern. Das wurde von Dr. Mahler, dem Generaldirektor der WHO, in seiner Rede vor der 30. Weltgesundheitskonferenz im Jahre 1976 vertreten. Er schlug vor, die Einrichtungen der WHO zu nutzen, um in allen Ländern, arm und reich, die Gesundheitsprobleme und die vorhandenen Mittel zu analysieren, damit gesundheitspolitische Strategien und Ziele formuliert werden können, die von den Regierungen der Nationen in ihre Planungen aufgenommen werden können und dies Ziel erreicht werden kann. Er sah dies als ein Ziel, das man nicht dadurch erreichen kann, indem man nur Lücken ausfüllt. Wenn ein Teilziel im Prozeß erreicht ist, muß man andere und weiterreichende Ziele zu erreichen versuchen. Der Vorschlag von Dr. Mahler wurde später gebilligt und wurde Gegenstand der internationalen Konferenz über primäre Gesundheitsversorgung in Alma-Ata (UDSSR) im September 1978.

Die Idee, daß Strategien der Gesundheitsversorgung übernommen und in die Praxis umgesetzt werden sollen, setzt voraus, daß man eine Vorstellung davon hat, wohin diese Entwicklung schließlich führen soll. Ganz gewiß wird sie nicht zu einer Vermehrung medizinischer Dienste führen, denn es ist deutlich, daß die Menschen immer weniger in der Lage sind, selbst Verantwortung für die eigene Gesundheit und für die Gesundheit ihrer Gemeinschaft zu übernehmen, je mehr medizinische Dienste angeboten werden. Statt dessen werden sie immer abhängiger von einer Medizin, von der sie glauben, sie könne alle Konsequenzen der eigenen Undiszipliniertheit reparieren. Das Ende der Entwicklung wird dann schlimmer aussehen als der Anfang, wenn wir die Krankheiten der Armut, Unterernährung und der Parasiten ersetzen durch Lungenkrebs, zunehmende Unfall- und Selbstmordzahlen.

Dr. Elliott hat recht, wenn er uns erinnert, daß Gesundheit mehr ist als Medizin, daß die endgültige Antwort auf Krankheit eine Art der Lebensführung ist – ein Leben in Ergebenheit und Gehorsam, das zur Ganzheit führt.

Anmerkungen

1 World Health Organization. Official Records. 1973. pp 103–115

2 World Health Organization. Promotion of National Health Services. Doc. EB 55/9. December 1974.

3 CONTACT 28, August 1975

Kapitel 8
Die sich erweiternde Sicht von Gesundheit

Ein Überblick über die Suche, die mit einer Untersuchung des christlichen Verständnisses von Gesundheit und Heilung anfing, zeigte, daß, wenn wir ein paar Schritte zum besseren Verstehen unseres Zieles oder in Richtung auf ein praktisches Ziel auf dem Gesundheitssektor getan haben, wir unser ursprüngliches Ziel durch ein umfassenderes ersetzen mußten. Wir haben die Notwendigkeit einer erweiterten Sicht von Gesundheit entdeckt – ein Prozeß, der wahrscheinlich weitergehen wird. Es ist, als ob mit jedem Schritt, mit dem wir höher auf den Berg klettern, der Horizont sich weitet. Auch werden manche Vorurteile über Gesundheit besser erkannt, die korrigiert werden müssen.

Seit der ersten Tübinger Konsultation von 1964 hat sich unsere Auffassung von Gesundheit beträchtlich verändert. Vor jener Konsultation hatten nur sehr wenige die Annahme in Frage gestellt, daß mehr medizinische Dienste ein größeres Maß an Gesundheit bedingen. Es ist eine Annahme, die noch immer besteht und nicht nur in den Entwicklungsländern. Sie bildet die Grundlage des Nationalen Gesundheitsdienstes (Health Service) in England. Als der damalige Gesundheitsminister, Aneurin Bevan, diesen einführte, machte er folgendes Statement: »Medizinische Behandlung und Betreuung soll Reichen und Armen in gleicher Weise ausschließlich entsprechend ärztlich festgestellten Bedürfnissen und keinen anderen Kriterien zur Verfügung stehen.«[1]

Man nahm an, daß es in der Gesellschaft eine meßbare Quantität von Gesundheit oder Krankheit gibt, und wenn man die behandelt, sollte sich eine beachtliche Verminderung der Zahl von Erkrankungen ergeben. Aber die freie Verfügbarkeit von Diensten vermehrte den Bedarf. Das war teilweise so, weil durch den Fortschritt in der Wissenschaft neue Erwartungen entstanden und auch, weil die Menschen ein neues Spektrum von »Krankheit« wie Familienprobleme und Berufsschwierigkeiten an die Gesundheitsdienste herantrugen, für die die Medizin wenig tun konnte, außer daß sie zur Beschwichtigung Beruhigungstabletten anbot. Manche »Krankheiten«, besonders solche, die mit Streß zu tun haben, wurden populär. Es wurde vom sozialen Standpunkt aus akzeptabel, mit Erlaubnis des Gesundheitsdienstes von der Arbeit wegzubleiben, wenn der eigentliche Grund auch nur der war, das Haus zu streichen! Die Verwirrung, die Medizin mit Gesundheit gleichsetzt, wurde noch vergrößert, da Probleme wie versuchter Selbstmord, manche Form von Kriminalität und Homosexualität als Krankheiten eingestuft wurden. Fettsucht und Alkoholismus wurden wie andere Probleme respektabel, wenn man sie als psychiatrische oder genetische Krankheit sah. Zusammen zeigen diese Beispiele, daß medizinische Undiszipliniertheit die besten Absichten des Gesundheitsplaners zunichte machen kann.

Es ist offensichtlich, daß medizinische Betreuung zur Erhaltung und Förderung von Gesundheit in Beziehung steht, wenngleich das erste Anliegen die Behandlung der Krankheit und die Linderung von Symptomen von Krankheit ist. So wäre es besser, über Krankheits-Dienste als über Gesundheits-Dienste zu sprechen. Vieles an der verworrenen Situation hängt damit zusammen, daß wir gerne so tun und denken, als ob Gesundheit nur durch die Behandlung der Krankheit wiederhergestellt werden kann, die die Gesundheit angreift und schwächt. Die andere Auffassung, daß Gesundheit etwas ist, was durch eine Lebensweise aufrecht erhalten wird, verlangt zu viel Disziplin und Verantwortung. Diese zwei verschiedenen Ansichten wurden in den alten Mythen von Äskulap und Hygieia schon erkannt, wobei Äskulap gewinnt; sein Zeichen wurde ja von den Ärzten als Emblem übernommen.

Die Idee, daß Gesundheit wiederhergestellt wird dadurch, daß man die Krankheit bekämpft, ist in der heutigen Form medizinischer Praxis vorherrschend. Sie nimmt häufig das Vorgehen des Ingenieurs an, und dabei wird der Körper wie eine Maschine betrachtet. Schutz gegen den Angriff der Krankheiten und Genesung geschehen durch den Eingriff mit Medikamenten und durch chirurgische Maßnahmen. Es kommt dabei auf die Behandlung des einzelnen Patienten an, wobei der Arzt in der Diagnose manchmal auf teure Technologie in der Form von Tomographen, Röntgengeräten und Laborapparaten zurückgreifen muß, die angemessen nur im Krankenhaus untergebracht werden können. So rückt das Hospital, das dem Arzt und seinen Mitarbeitern solche Bequemlichkeiten bietet, in den Mittelpunkt der Struktur der medizinischen Dienste; dann wird auch das Vorgehen, das wir oben beschrieben haben, fortgesetzt, da das Krankenhaus der Platz für die Ausbildung von zukünftigen Ärzten und Pflegepersonal ist.

Die Vorrangstellung dieses Modells von ärztlicher-medizinischer Versorgung zusammen mit der irreführenden Auffassung, die das Modell mit Gesundheit gleichsetzt, hat große Bedeutung. Beim Bau eines Brunnens wird nicht nur die Wasserversorgung sichergestellt. Er hat auch eine besondere Bedeutung für die Benutzer, da er ihre Lebensanschauung verändert und ihre Erwartungen erweitert. So bedeutet immer mehr medizinische Technik (die auf dem mechanischen Konzept des Körpers basiert und sich auf vermehrten Gebrauch der Technik verläßt, die denen, für die sie verwendet wird, geheimnisvoll erscheint), eine Sinnlosigkeit, die den Patienten von denen, die die fachliche Hilfe vermitteln, entfremdet oder ihn ungut abhängig von ihnen macht.

Wie früher in diesem Bericht aufgezeigt wurde, war es das Fehlen von westlich-medizinischen Einrichtungen in den Entwicklungsländern und die finanzielle Unmöglichkeit, sie weiter auszubauen, welches klar die Ungleichheit aufzeigt zwischen den Wenigen, denen Hilfe zuteil wurde und den Vielen, die keinen Zugang zu medizinischer Hilfe hatten. So wurde unser Konzept von Gesundheit radikaler, als wir es vom Blickwinkel sozialer Gerechtigkeit her betrachteten, denn dabei ergaben sich ethische und politische Fragen über die Verteilung von Ressourcen. Das Bemühen um gerechtere Verteilung von »Gesundheits«-Diensten brachte unweigerlich die Frage auf, ob das, was besser verteilt werden sollte (medizinische Dienste), wirklich die wirksamste Maßnahme ist, Gesundheit zu erhalten und zu fördern. So führte diese Frage zu einer historischen Rückschau auf die Faktoren, die in den Ländern einen höheren allgemeinen Standard von Gesundheit wesentlich gefördert hatten. Man fand, daß sie hauptsächlich in der physikalischen und sozialen Umwelt, in der die Menschen lebten, und in ihrem persönlichen und sozialen Lebensstil bestehen. Sauberes Trinkwasser, sanitäre Einrichtungen, Ernährung, Wohnung, Bildung und Kommunikation waren sehr wichtige Faktoren, die in den westlichen Ländern im 19. und 20. Jahrhundert zu einer schnellen Abnahme der Sterblichkeits- und Krankheitsziffern führten. Es waren diese Verbesserungen und nicht allein die medizinische Betreuung, die die tiefste Wirkung auf die Gesundheit hatten. So muß unsere Sicht von Gesundheit sich ausweiten und andere Disziplinen einschließen. Es ist offenbar, daß, wenn die Einführung anderer Disziplinen in den Entwicklungsländern Priorität haben würde, der Einfluß auf die Gesundheit ähnlich dramatisch wäre.

Daß westliche medizinische Technologie in die Entwicklungsländer exportiert wurde, obwohl es an einer gesunden Umgebung und an genügend Nahrung fehlte, war nicht nur unangepaßt, sondern moralisch falsch, da die Kosten für Transfer und Unterhalt der Technologie alle Mittel verbrauchten, die man vielleicht teilweise besser verwendet hätte für Trinkwasserversorgung und Landwirtschaft.

Im Westen sind inzwischen die früheren Mängel des Lebensraumes ersetzt worden durch so ungesunde Praktiken wie industrielle Verschmutzung und Toleranz gegen Rauchen, Trinken und übermäßige Nahrungsaufnahme! Das Wissen um die Faktoren, die Gesundheit fördern, bedeutet eben nicht unbedingt, daß man der Anwendung des Wissens Vorrang einräumt. Oft ist Armut der Grund für das Fehlen von gesunder Umgebung, und das wirtschaftliche System, das sie hervorbringt, toleriert die Armut eher, als daß es sie verändert. In ähnlicher Weise werden Anstrengungen, den Lebensstil zu verändern, wenn er die Gesundheit bedroht, toleriert, solange sie das System nicht in Frage stellen, das ungesunde Lebensweise unter dem Deckmantel persönlicher Freiheit fördert. So sind die Menschen ständig der Reklame ausgesetzt, die sie antreibt, mehr zu wollen und zu konsumieren, einschließlich der Dinge, die die Gesundheit bedrohen. In dieser Situation verwischt sich die Unterscheidung zwischen dem, was Menschen brauchen und dem, was sie wollen, mit dem Ergebnis, daß Wünsche zu Bedürfnissen werden und sich dies im Lebensstil widerspiegelt.

Unsere Sicht von Gesundheit weitet sich noch mehr, wenn wir sehen, daß unser Anliegen sich von der Sorge für Einzelne zur Sorge für die Gemeinschaft wandelt, an der der Einzelne teilhat, wie auch zur Sorge um die Beziehung, die er zu anderen in der Gemeinschaft hat. Versuche, Gesundheit für ganze Bevölkerungsgruppen zu fördern, die in der Entwicklung der Basisgesundheitsdienste kulminierten, beruhten auf der Erkenntnis, daß Gesundheit als Recht und als Verantwortung den Menschen zuzuordnen ist. Sie ist nicht etwas, was von einer Person an andere und auch nicht von einer professionellen Gruppe an ihre Patienten »geliefert« werden kann. Der Patient nimmt aktiven Anteil an der Arbeit für Gesundheit und hat sowohl Wissen als auch persönliche Beziehung zu der Behandlung. Obwohl manche Gesundheitsprobleme in kurzer Zeit anzugehen sind, erweist sich bei unserer Sicht einer erweiterten Gesundheit, in der jeder Mensch mit dem anderen verbunden ist, zu dem er in der Sozialstruktur gehört, daß sich die Probleme und ihre Auswirkungen über zunehmende Zeitspannen erstrecken. Es beansprucht mehr Zeit, Getreide anzubauen, als eine Mahlzeit zu essen; man braucht länger, Brunnen zu graben und Latrinen zu bauen, als einen Patienten mit Dysenterie zu behandeln, und es dauert noch länger, bis Dorfbewohner dies lernen und bis sie wissen, wie sie gebraucht und unterhalten werden. So weitet sich unsere Sicht von Gesundheit zeitlich und räumlich aus.

Gesundheit hat auch eine politische Dimension, die unsere Werte und die sozialen Strukturen, die von ihnen beeinflußt werden, reflektiert. Die Tatsache, daß Millionen in Asien und Afrika an Malaria und schwerer Mangelernährung leiden, wird oft als »zum Leben gehörend« abgetan. Die Entfernung von den Betroffenen vermindert unser Verantwortungsgefühl, und die Tatsache, daß es so schon lange war, stumpft den Willen und die Initiative jener ab, die rechtlich verantwortlich sind, das zu tun, was der Ernst der Situation verlangt. So sind die Fragen: »Wer ist krank?« und »Wer ist mein Nächster?« sehr eng miteinander verbunden. Man wird an Lambourne erinnert, der über diese Beziehungen folgendes sagt: »Die menschliche Natur ist so, daß es keine vollständige Gesundheit geben kann, ohne daß die Last der Krankheit miteinander getragen wird ... Nur der ist gesund und ganz, der mit dem Leiden anderer verbunden ist.«[2]

Auch dadurch, daß wir auf die hören, denen wir helfen wollen, erweitert sich unsere Auffassung von Gesundheit. Nicht nur aktive Teilnahme des Kranken an der Behandlung ist nötig, auch Bescheidenheit, die bereit ist zuzuhören und von anderen Kulturen zu lernen. Obwohl die Methoden von Land zu Land und sogar unter Stämmen und Kasten innerhalb des Landes verschieden sind, sind zwei bedeutende Unterschiede zu unserem westlich-wissenschaftlichen Vorgehen vorhanden. Zuerst ist da das primäre Interesse des Kranken und der Angehörigen an dem Grund der Erkrankung, und die Erklärung muß in ihre Weltanschauung von Ursächlichkeit passen. Zweitens fällt auf, daß die Menschen dort ihre Analogien hauptsächlich aus der Welt der Menschen und ihrer Beziehungen nehmen, während wir sie aus der Welt des Unbelebten, der Dinge haben, die eine bestimmte Ordnung und Voraussehbarkeit haben. Wir gebrauchen unseren sogenannten Menschenverstand und bringen 2 und 2 zusammen und leiten so die Verbindung von Schnecken und Bilharziose ab, von Moskitos und Malaria. Sie aber finden es sinnvoll, Krankheit mit unsichtbaren Mächten und mit der Zerstörung von Beziehungen, mit Neid und Haß in Verbindung zu bringen. Mächte müssen besänftigt und Beziehungen wieder hergestellt werden, wenn Heilung geschehen soll. Beziehungen können die Großfamilie oder auch die ganze Bevölkerung einbeziehen.

Die Bereitschaft, diese einheimischen Systeme kennenzulernen und zu verstehen, hat interessante Folgen. Es wird deutlich, wie wichtig es ist, daß Gesundheitsbetreuung denen, denen sie zugute kommen soll, verständlich ist, daß sie und ihre Familien in die Behandlung mit einbezogen werden. Das erfordert die Bereitschaft, manche Regeln aufzugeben, um Raum zu haben für die Bedürfnisse des Patienten in bezug auf Verbesserung seiner Außenbeziehungen. So werden strenge Besuchszeiten in einem Hospital verschwinden müssen, andere »Regeln« werden daraufhin untersucht werden müssen, ob sie eingeführt worden sind, um es dem Personal oder den Patienten leichter zu machen.

Die Weite unserer jetzigen Perspektive von Gesundheit verweist auf das Problem, eine befriedigende Definition zu finden, die die bereits entdeckten Merkmale einschließen würde. Die allgemeinste Definition bis vor kurzem benutzte die Gegenüberstellung mit dem Gegenteil, mit der Krankheit. So wurde in verschiedenen medizinischen Texten Gesundheit als Abwesenheit von Krankheit definiert. Es ist eine Tatsache, daß Menschen sich an Krankheit gewöhnen und lernen, mit dem Faktum zurechtzukommen, daß ihr Körper nicht mehr optimal arbeitet. Menschen haben sozusagen »eine gesunde Einstellung« gegenüber ihrer Krankheit. Da Sinn und Wesen der Gesundheit über biologische und psychologische Phänomene hinausgehen und soziale und kulturelle Bedingungen von gemeinschaftlicher und persönlicher Bedeutung einschließen, wurde die Definition erweitert. Heute ist die bekannteste Definition die der WHO, die Gesundheit betrachtet als ». . . einen Zustand von vollständigem physischen, geistigen und sozialen Wohlbefinden und nicht nur die Abwesenheit von Krankheit und Schwachheit«. Zunächst erscheint diese Definition unserer erweiterten Sicht von Gesundheit zu genügen, aber bei näherem Zusehen erweist sie sich als unhaltbares Konzept, da Gesundheit so umfassend gesehen wird, daß alle menschlichen Verhältnisse betroffen sind. Ihr Nachdruck auf vollständigem Wohlbefinden gibt sowohl der Medizin als auch der Gesellschaft ein Ziel, das unerreichbar ist.

In dem Maße, wie unser Verständnis der Dimensionen von Gesundheit sich erweitert und es uns nicht gelingt, eine befriedigende Definition zu finden, die sie einschließt, müssen wir uns fragen, ob wir die Bedeutung von Gesundheit nicht zu weit gefaßt haben oder wenigstens weit über das hinaus, was man gewöhnlich unter diesem Wort versteht. Unsere Suche wäre sinnlos, wenn sie nur in alternativen Definitionen enden würde, ohne die notwendigen Schritte zu dem Ziel zu beschreiben. Das Wort Gesundheit wurde durch falschen Gebrauch bereits in Mißkredit gebracht. Wir haben bereits darauf hingewiesen, daß Gesundheitsdienste eigentlich Krankheitsdienste sind und die meisten Menschen Gesundheit mit medizinischer Versorgung gleichsetzen. Dies ist einer der Gründe dafür, warum wir uns dem Wort Ganzheit zugewandt haben, um das zu beschreiben, was wir meinen. Damit wollen wir darauf hinweisen, daß Dinge, die mit Gesundheit zu tun haben, immer das ganze Leben beeinflussen und wieder davon beeinflußt werden, ob wir nun von individuellem oder von Gemeinschaftsleben sprechen. Es gibt jedoch Zusammenhänge mit dem Wort Ganzheit, die mit dem Wort Gesundheit nicht gegeben sind. Da Ganzheit alles umschließt, was immer partiell ist, umfaßt es beides, Gesundheit und Krankheit. Unsere Suche nach Ganzheit erkennt an, daß, menschlich gesprochen, Schmerz, Leiden und Tod nicht von Gesundheitsversorgung und gesundheitsfördernden Maßnahmen ausgerottet oder abgeschafft werden können, wenn auch zu hoffen bleibt, daß diese Elemente dem Ganzen untergeordnet sind.

Eine andere Bedeutung des Wortes Ganzheit ist methodologisch. Wir sehen hier, daß wir auf der Suche nach einer Sinndeutung des Heilungsgeschehens dem Kontext, in dem wir das Geschehen finden, immer mehr Aufmerksamkeit schenken. Um ein solches Geschehen »als ein Ganzes« zu sehen, brauchen wir eine Antwort, die unterscheidet, auf welchen Teil wir die Aufmerksamkeit lenken sollen, um wirklich in der Förderung von Gesundheit des Ganzen und des Teils eines Ganzen, der zuerst unsere Aufmerksamkeit auf sich zog, am effektivsten zu sein. Auf medizinischem Gebiet muß diese Perspektive nicht nur ein Erfassen der Fakten der Krankheit bedeuten, sondern auch die Erfahrung des Leidenden in der Krankheit.

Ganzheit deutet auf den Zusammenhang von Teilen hin und auf eine Einheit von allen Dimensionen des Lebens einer Person. Sie ist verwandt mit dem hebräischen Konzept Shalom, das die Gedanken über Gesundheit in der umfassenderen Bedeutung, wie wir sie entdeckt haben, und auch den Gesichtspunkt der sozialen Harmonie umfaßt, in der Menschen leben sollten – ein so wünschenswerter Zustand, daß Shalom zu einem Wunsch wurde, mit dem man einander grüßt (Friede). Wenn wir alle diese Dimensionen sehen, werden wir es fertigbringen, jene Aspekte auszumachen, zu denen die Medizin einen sehr adäquaten Zugang hat und wo sie einen guten Beitrag leisten kann, aber auch jene anderen Aspekte, wo sie das nicht kann. Dieses Vorgehen wurde zuerst von Paul Tillich in einem Artikel in »Perspective in Biology and Medicine« im Herbst 1961 vorgeschlagen.

Die ersten Dimensionen sind also biologisch, mechanisch, chemisch und psychologisch. Die biologische Dimension ist teilweise berührt von dem, was man Öffentliche Gesundheit nennt. Politische und wirtschaftliche Faktoren werden Grenzen setzen, wie weit öffentliche Gesundheitsmaßnahmen Umweltschutzprobleme wie Luft- und Wasserverschmutzung und den Schmutz von Innenstadt-Slums kontrollieren dürfen. Die mechanische Dimension kümmert sich um die physikalische Struktur des Menschen und sieht Gesundheit als zureichende Funktion der Teile als solcher und in Beziehung zueinander. Dies führt notwendigerweise zu einem mechanischen Vorgehen, in welchem die Chirurgie schlecht funktionierende Teile herausnimmt oder ersetzt. Die chemische Dimension befaßt sich mit der biochemischen Funktion des menschlichen Körpers, die sich, wo sie durch Krankheit gestört ist, durch die Einwirkung von Medikamenten bessern kann. Die psychologische Dimension sieht ihr Feld in Selbsterfahrung und Realitätswahrnehmung, und die Therapie ist – wie in den anderen beiden Dimensionen – auf die Behandlung Einzelner ausgerichtet.

Außer den oben genannten Dimensionen, in denen die Ausübung medizinischer Behandlung angebracht ist, gibt es andere; Menschen können gesund oder krank sein, ohne daß die Medizin dabei ins Spiel kommt. Dies sind die sozialen, gesellschaftlichen und die geistlichen Dimensionen des Lebens. Jede Dimension setzt die anderen voraus und steht mit ihnen in Beziehung. Die soziale Dimension und die Dimension der mitmenschlichen Beziehungen im Leben des Menschen haben Auswirkungen auf die Gesundheit. Wenn Ressourcen – wie gewöhnlich – begrenzt sind, könnte alles, was für die Gesundheit eines Menschen in Anspruch genommen wird, andere der Möglichkeiten für Gesundheitsversorgung berauben. Die Gefühllosigkeit, die in rassistischen Gesellschaften so offenkundig ist, macht es für den Rassisten und für das Opfer des Rassismus unmöglich, die Gesundheit zu kennen und sich zueigen zu machen, deren sie sich erfreuen könnten. Diese Beispiele führen zur Frage, ob persönliche und gemeinschaftliche Gesundheit in dem, was wir »kranke Gesellschaft« nennen, überhaupt möglich ist.

Schließlich gibt es die geistliche Dimension im Leben des Menschen; auch sie hat eine Bedeutung für die Gesundheit. Diese wurde so oft und mit so vielen einander ausschließenden Behauptungen beschrieben, daß wir hier den eigenen Standpunkt klären müssen. Für manche ist sie beschränkt auf »spirituelle Heilung« im Gegensatz zur Heilung von körperlichen und seelischen Krankheiten, wie die Medizin sie anbietet. Als solche wird sie insgeheim häufig als besondere Heilung betrachtet, verwandt mit dem Wunderbaren, das außerhalb der Welt von Raum und Zeit wirksam ist. Dabei wird vorausgesetzt, daß das Leben Teil eines mechanischen und geschlossenen rationalen Systems ist, das im Lichte der Erfahrung und des reinen Verstandes zu verstehen ist und bei dem es keinen Raum geben kann für etwas, was als göttlicher Eingriff in die menschliche Erfahrung einbrechen kann. Obwohl viele Menschen von solchen Heilungen wissen oder etwas darüber gelesen oder gehört haben, wie z. B. von der vollständigen Remission eines fortgeschrittenen Karzinoms oder gelegentlichen Heilung eines Lourdes-Pilgers, ist es doch so, daß solche Ereignisse als offensichtlich zufällig erscheinen, was kaum vereinbar ist mit der christlichen Behauptung, daß Gott sich um alle seine Geschöpfe in gleicher Weise kümmert. Außerdem sind solche Ereignisse nicht beschränkt auf Christen. Wenn solche rational nicht zu erklärenden Ereignisse stattfinden, betrachten viele sie als Zufälle oder schreiben sie einem Naturphänomen zu, das wir noch nicht erklären können. Die richtige Antwort auf solche Ereignisse sollte offensichtlich Dankbarkeit und Anbetung Gottes sein, der alle Heilung möglich macht.

Wir bemühen uns hier jedoch nicht um diese besondere Dimension, sondern vielmehr um die Dimension des menschlichen Lebens, wie sie sich im praktischen christlichen Leben ausdrückt – oder in der Antwort auf Christi Einladung, ihm zu folgen. Gerade hier entdecken wir ein Konzept von Gesundheit, das verwandt ist mit Ganzheit, denn es ist ein Zeichen und eine Vorahnung vom Gottesreich.

Das Evangelium sieht als Grundproblem des Menschen seine Trennung von Gott und seinen Mitmenschen und seine Spaltung in sich selbst. Erlösung und Gesundheit werden verstanden als Wiederherstellung der Harmonie des Menschen mit Gott, mit den Nachbarn und mit sich selbst. Wenn diese Harmonie zu irgendeiner Zeit wiederhergestellt ist, wird das Reich Gottes sichtbar und wird teilweise verwirklicht. Nur in diesem Konzept erhält der Mensch eine Ahnung von der Ganzheit, die mit Heilig in Beziehung steht. Es ist eine Ganzheit, die viel größer ist als die Summe ihrer Teile.

Gerade wie die Heilungen Christi alle Dimensionen der menschlichen Erfahrung eingeschlossen haben, so sind auch wir gezwungen, Gesundheit und Ganzheit als zusammengehörig zu verstehen. Wie ein Mensch das Produkt seiner ganzen Umgebung ist, so ist Kranksein ein Produkt des ganzen Menschen. Es ist viel mehr als Keime, die in den Körper eindringen oder Arterien, die hart werden; es sind noch viele andere Faktoren dabei beteiligt, Krankheit zu erzeugen. Wir brauchen unbedingt einen neuen Zugang zu Gesundheit und Heilung, um mit ihnen umgehen zu können. Die Medizin hat einen Anspruch auf ein so weites Gebiet erworben, daß wir anderen Dimensionen gegenüber blind geworden sind. Die Aufteilung der Medizin in Spezialfächer und Unterfächer hat genaues Wissen über Mechanismen von manchen Krankheiten gebracht, aber dadurch wurde unsere Kenntnis der tieferen Faktoren, die allen Krankheiten zugrunde liegen, vermindert. Aber die Medizin kann dafür nicht voll zur Verantwortung gezogen werden. Weil die anderen Dimensionen in uns eine Veränderung fordern – in unserer Einstellung, unserem Glauben und unserem Verhalten –, haben wir kein vergleichbares System oder Wissen und Praxis, die nicht nur die Medizin ersetzen, sondern auch die Grenzen ihrer Zuständigkeit aufzeigen könnten.

Um solch einen Zugang zu Gesundheit und Heilung zu schaffen, müßten wir zuerst den bestehenden Dualismus zwischen Geist und Leib überwinden. Für die meisten von uns ist es so, daß man, wenn vom Geist gesprochen wird, an etwas Unwirkliches und Allegorisches denkt. Auf rein vergeistigte Weise zu wirken und zu leben bedeutet, auf alle nur mögliche Weise zu leben, aber nicht wirklich zu leben. Natürlich haben wir guten Grund, an unseren Leib zu glauben und daran, daß wir von materiellen Dingen umgeben sind, die solide genug erscheinen, um zur Kenntnis genommen zu werden. Was uns schwer wird anzunehmen, ist die Tatsache, daß Gott der Gott der Dinge genauso wie der Gott des Geistes ist. Die Bibel sagt uns aber, daß es in der geschaffenen Welt nichts gibt, was nicht zu Gott in Beziehung stünde. Warum sonst würde Gott es gewollt haben, uns im Fleisch gewordenen menschlichen Leib zu begegnen? Darum sagt uns Paulus, daß die ganze Schöpfung seufzt und auf die Offenbarung der Kinder Gottes wartet. Er trennt die Materie oder den Leib nicht vom Geist. Das gesamte geschaffene Universum wurde durch den Fall des Menschen irregeführt –

durch seine frei gewählte Trennung von Gott. In der Inkarnation wurde die Einheit aller geschaffenen Dinge sichtbar. So müssen wir sehen lernen, daß in Wirklichkeit Dinge zusammengehören und daß auch materielle Dinge und unser Leib göttlich sein können. Das Herzstück der Heilung ist die Wiederherstellung der Fleisch gewordenen Einheit, in der wir ganz werden, weil wir Glieder von Gottes Reich und Teilhaber an seiner Natur werden, auch wenn wir damit nur einen Anfang gemacht haben.

Offensichtlich geht das weit über das hinaus, was man heute in der sogenannten holistischen Medizin[3] versucht. Diese Versuche sind kaum mehr als eine sichtbare Partnerschaft von Arzt, Schwester, Psychiater und Priester oder Pastor. Wenn sie auch eine verspätete Einsicht in die multi-dimensionalen Aspekte von Heilung darstellen, so zielen sie noch immer auf den einzelnen Patienten und haben der Gemeinschaft und der Gesellschaft wenig anzubieten, die ja Heilung brauchen und deren Zustand oft die Ursache ist für die Krankheit des Einzelnen. Obwohl die Kirche dieses Programm in Teilen von Nordamerika angefangen hat und unterstützt, ist es keineswegs die Ganzheit der Kirche und ihrer Mitglieder, die als heilende Gemeinschaft daran teilnehmen. Es ist vielmehr eine Gruppe von Professionellen, von denen jeder versucht, aus seiner Perspektive der Bedeutung von Gesundheit Menschen zu behandeln. Wenn wir verwirklichen möchten, was die Inkarnation Christi uns an Mitteln der Heilung gebracht hat, dann würde das eine Erneuerung der Kirche bedeuten und die aktive Teilnahme von allen Gliedern der Kirche daran.

Anmerkungen

1 The National Health Service – the first thirty years. Abel-Smith, B. (HMSO 1978)
2 Community, Church and Healing, S. 162
3 Das Wort »holistisch« wird hier in dem Sinne verwandt, wie es im Umkreis von Dr. Granger Westberg in den Vereinigten Staaten gebraucht wird. Es sollte nicht verwechselt werden mit der »holistischen Gesundheitspraxis«, die heute immer mehr um sich greift; sie wird von einer sehr bunten Mischung von psychischen Heilern bis hin zu Schamanen angeboten in Form einer Reihe von »alternativen« Therapien.

Kapitel 9
Die Studien von heute

Im Vorwort zum Bericht der ersten Sitzung der CMC im Jahre 1968 schrieb der Direktor: »Die Christliche Gesundheitskommission entstand als Brennpunkt für zwei aufeinander zustrebende Interessen: ein funktionales und ein theologisches.« Das funktionale Anliegen betraf die kirchlichen Hospitäler und die kirchlichen medizinischen Organisationen in einer sich verändernden Situation der Länder, die unabhängig wurden und sich von imperialer und kolonialer Beherrschung befreiten. Das theologische Anliegen betraf neue Einsichten in die Beziehungen zwischen Heilen, dem Evangelium und der Mission der Kirchen. Als die Arbeit der Kommission nach dem ersten Mandat – einer Periode von 8 Jahren – überprüft wurde, war es klar, daß im funktionalen Bereich große Fortschritte gemacht wurden, daß aber vergleichsweise wenig erreicht wurde in der Klärung der Frage, was anders und vielleicht einzigartig ist im christlichen Verständnis und in der Praxis von Gesundheit und Heilung. Teilweise war diese Ungleichheit in den Aktivitäten der Kommission der Grund dafür, daß das zweite Mandat größeren Nachdruck darauf legte, daß »neue Einsichten und theologische Überlegungen über das christliche Verständnis von Leben, Tod, Leiden und Gesundheit gefördert werden sollten und daß sie sich niederschlagen sollten in dem Anliegen der Kirche, Gesundheitsversorgung als heilende Gemeinschaft zu betrachten.« Aufgrund der weltweiten Beziehungen war die Kommission besonders geeignet, eine solche Studie zu unternehmen; konnte sie doch auf ein ganzes Netz von Kirchen in verschiedenen Kulturen zurückgreifen und so nicht nur eine Einseitigkeit zugunsten des Westens in der Studie vermeiden, sondern auch ihr eigenes Verständnis der Aufgabe erweitern.

Als Beitrag für die weitergehende Studie der Kommission traf sich eine Gruppe (die meisten Teilnehmer kamen aus Europa)[1] von Zeit zu Zeit in Tübingen im Deutschen Institut für ärztliche Mission, das ja auch Gastgeber gewesen war für die vorausgegangenen Konsultationen über das heilende Amt der Kirche. Ihr Anliegen konzentrierte sich vor allem auf drei Problemkreise. Zuerst, glaubten sie, sei es nötig herauszufinden, was in den westlichen Medizinsystemen geschehen würde, wenn sie die Prinzipien aufnehmen würden, die in der Förderung von Basisgesundheitsdiensten in Entwicklungsländern entdeckt wurden. Wenn die Prinzipien überall angewandt werden können, dann könnte deren Annahme einige der Irrtümer des westlichen Systems korrigieren und dazu beitragen, in den Entwicklungsländern dieses Vorgehen noch stärker zu fördern. Es ist kaum zu erwarten, daß Entwicklungsländer Basisgesundheitsdienste mit Begeisterung annehmen, wenn die Industrieländer, die gern imitiert werden, nicht die Prinzipien selbst annehmen, die sie anderen empfehlen.

Zum zweiten war es allen Teilnehmern ein wirkliches Anliegen, christliche Einsichten in die Bedeutung von Gesundheit und Heilung zu untersuchen, im Glauben daran, daß der Weg zur wahren und vollständigen Gesundheit und Ganzheit in der Erlösung liegt, die uns in Jesus Christus angeboten ist. Dabei waren sie sehr beunruhigt, weil die Kirchen sich zu wenig mit den Problemen, den Ungewißheiten und den Leiden der Menschen beschäftigten, wie auch darüber, daß die Art und Weise des Lebens von Gemeinde und Pfarrei, von Gottesdienst und Ausbildung es nicht fertigbrachten, das Heil sichtbar zu machen, zu dem Gesundheit und Ganzheit gehören. Es wurde klar, daß die Kirche kein Recht hatte, über die entmenschlichenden Auswirkungen der Technologie, über die unpersönlichen Institutionen und die Medikalisierung des Todes zu sprechen, wenn sie nicht bereit ist, in ihrem eigenen Leben und Institutionalismus radikale Änderungen vorzunehmen.

Die dritte Frage war folgende: Da die Medizin unser Leben tief berührt, reflektiert unsere Einstellung ihr gegenüber weit verbreitete Werte und Glaubensvorstellungen, die man weder schnell noch leicht ändern kann. Das bedeutet, daß die Medizin und unsere Einstellung ihr gegenüber im kleinen die Gesellschaft widerspiegeln, in der wir leben. Deshalb fühlten wir uns gezwungen, nach neuen Wegen und nach neuen Methoden zu suchen, um Gesundheit zu fördern und zu suchen. Auch glaubten wir, daß wir einen ähnlichen Auftrag haben, neue Wege und neue Methoden zu finden, um das Evangelium zu verkünden und ein christliches Leben von Jüngerschaft, Dienst und Zeugnis zu leben. Wir sehen zwischen den zwei Aufträgen eine enge Verbindung, da seit den Zeiten des neuen Testaments zwischen dem Dienst am Evangelium und dem Dienst am Kranken eine Verbindung bestand. Außerdem können wir uns als Christen nicht nur darum kümmern, wie wir unser Bemühen um Gesundheit ändern müssen, wenn wir nicht zu gleicher Zeit versuchen, das Leben der Kirche und unsere Antwort auf das Evangelium zu erneuern. In diesem Zusammenhang meinten wir, daß wir bessere Wege der Kommunikation haben müßten und daß Brükken gebaut werden müßten zwischen der medizinischen oder wissenschaftlichen und der theologischen Welt. Das Ziel dieses Prozesses sollte sein, sicherzustellen, daß eine wirkungsvolle Debatte über das Verhältnis zwischen der Suche nach Gesundheit und dem Bemühen um menschliche Ganzheit, wie sie im Evangelium angeboten wird, fortgeführt wird.

Wie man es bei einer solchen Gruppe, bei der Universitätsprofessoren der Medizin und der Theologie waren, erwarten kann, ging die Anfangsdebatte darum, ob das biblische Verständnis von Gesundheit nicht Ausgangspunkt sein sollte. Wir nahmen dann den Vorschlag eines Theologen an, der sagte: »Wenn wir den Ausgangspunkt bei unserem Vorgehen in Zusammenhang suchen mit etwas, was wir biblische oder theologische Sicht von Gesundheit nennen, dann sind wir weder biblisch noch theologisch. Die Bibel zeigt uns nicht, daß wir Gottes Willen und Ruf dadurch erkennen können, daß wir biblisch sind. Solche Erkenntnisse werden dadurch möglich, daß wir uns den Problemen der gegenwärtigen Geschichte und Erfahrung der Gesellschaft stellen und darauf eingehen, mit Einsichten, die aus der Tradition und aus dem Leben des Gottesvolkes gewonnen sind. So ist es gar nicht biblisch, bei der Bibel anzufangen. Gott arbeitet an uns durch das, was in der Welt vor sich geht, nicht durch das, was in der Kirche wiederholt gesagt wird, wenn es wiederholt wird ohne Beziehung zur Welt.«.

Das sollte nicht heißen, daß wir es uns leisten könnten, zu ignorieren, was die Bibel über Kranksein und Heilung sagt und besonders das, was in der Bibel über das Wesen des Menschen und über das Leben des Volkes Gottes an Einsichten gegeben ist. Eine solche Erkenntnis ist die, daß Gesundheit nicht das Wesentliche des menschlichen Lebens ist und daß man sie nicht allein besitzen kann. Sie ist sowohl kollektiv wie sozial. So kann sie nicht als Besitz des Einzelnen betrachtet werden, sondern als etwas, das von der Gemeinschaft ausgeht. Diese Gemeinschaft hat Zusammenhang und ein starkes Gefühl von Zugehörigkeit – nicht wie Sandkörner in einer Kiste. Gesundheit ist auch nicht etwas, was man getrennt von Religion sehen kann; die Bibel sieht »Religion« nicht als etwas, wofür es jedem freigestellt ist, sich zu entscheiden.

So kam man überein, daß es Aufgabe der Studiengruppe sei, auf die gegenwärtige Situation der Medizin und Gesundheitsfürsorge einzugehen und sie im Lichte eines christlichen Verständnisses des Menschen und im Lichte dessen, was die Bibel über Krankheit und Heilung zu sagen hat, genauer zu untersuchen. Folglich glaubte man, daß es richtig sei, einen Zwischenbericht zu schreiben, der die Ansicht der Gruppe zusammenfassen sollte. Der Titel war »Auftrag und Dienst der Kirche bei Krankheit und im Gesundheitsdienst«. Der Text wird hier ganz wiedergegeben.

»Seit den Anfängen ihrer Existenz war es der Kirche ein Anliegen, Antworten zu geben auf das, was Menschen als Krankheit, Leiden und Störung erfahren und verstehen. Sie hat das getan, weil Christen glauben, daß Christus kam, ›damit wir das Leben haben und es in Fülle haben‹ (Joh. 10,11), und weil er in seinem öffentlichen Leben Zeichen davon gesetzt hat durch seine Heilungen und dadurch, daß er sich dem Bösen gestellt hat, das Menschen in Zwang hält. So war der Auftrag, Möglichkeiten zu schaffen, Kranke zu heilen und Krankheiten zu behandeln, immer Teil des kirchlichen Dienstes, Teil der Verkündigung des Evangeliums und Teil der Anwendung bestimmter geistlicher Gaben ihrer Glieder.

Die Form dieser Tätigkeit hat sich mit der Zeit verändert. Von der frühen Beschäftigung mit Heilen als Anwendung geistlicher Gaben fing nach Kaiser Konstantins Übernahme des Christentums als Staatsreligion im 4. Jahrhundert dieses Anliegen der Kirchen an, eine mehr institutionalisierte Form anzunehmen. Damals begann die Kirche, Hospize und Hospitäler zu gründen. Diese Hospitäler, wie auch die nichtkirchlichen Institutionen, die später entstanden, zeigten eine Tendenz, sich mehr mit der Behandlung von Krankheiten als mit dem Heilen der Person zu befassen. Man muß sich jedoch vor Augen halten, daß die Kirche immer irgendeine Form des Dienstes am Kranken ausführte, die direkt dem Kranken als Person sich zuwandte, sei es durch Gebet, durch Krankenbesuche, Handauflegung usw. Allerdings ist dies immer mehr von der medizinischen Behandlung getrennt worden, weil sich die Behandlung mehr an der Krankheit als an der Person orientierte.

Als dann Hospitäler säkularisiert wurden, was vor allem im 18. und 19. Jahrhundert passierte, hat die Kirche ihren Einsatz nach Übersee in die Missionstätigkeit verlagert; die protestantischen Kirchen allein hatten um 1910 über 2100 Hospitäler, hauptsächlich in Asien, Afrika und Lateinamerika. Aber auch heute gibt es noch in einigen europäischen und nordamerikanischen Ländern eine erhebliche Anzahl kirchlicher Hospitäler, von denen viele an Orten sind, die auch staatliche Institutionen haben. Auch in weniger entwickelten Ländern, in denen die Regierungen immer mehr zu einem nationalen Gesundheitsdienst beitragen, ist es nichts Außergewöhnliches, kirchliche und staatliche Institutionen am gleichen Ort zu haben. Dies führt dann unausweichlich zu Vergleichen. Was macht das kirchliche Hospital eigentlich anders? Die Frage wird noch schwerwiegender, wenn sie im Kontext der sehr teuren Institutionen gestellt wird, die die moderne Technologie für die Praxis der Medizin fordert.

Beide Typen von Institutionen, ob kirchlich oder nicht-kirchlich, gebrauchen das gleiche »medizinische Modell«. Ihre Ärzte sind nach dem gleichen Curriculum ausgebildet. Sie gebrauchen die gleichen Techniken in Krankenpflege und medizinischer Versorgung. Man hat vorgebracht, daß der Unterschied in der Qualität des Dienstes liege, den die christliche Institution anbietet, in der besonderen und eigenen Beziehung, wo der Patient mit Würde behandelt und Krankheit in der gemeinsamen Suche nach Ganzheit überwunden wird. Dann muß man wohl die Frage stellen, inwieweit das moderne technische Modell gerade zu diesem Ziel überhaupt helfen kann oder ob es ein Hindernis darstellt oder es gar unmöglich macht. Dies ist eine Frage, die sich die Kirche stellen muß, und zwar nicht nur in den eigenen Institutionen, sondern sie muß dieses Modell auch in nicht-kirchlichen Institutionen in Frage stellen, wenn sie feststellt, daß die Vorstellung und das Bild von Gesundheit verfälscht worden sind und solche Vorstellungen es dem Menschen unmöglich machen, wahrhaft menschlich zu sein, so wie Gott es gewollt hat. Es sind gerade diese Verzerrungen in den Strukturen und die Anmaßungen der Medizin, die ihre großartigen guten Errungenschaften herabsetzen und sogar vereiteln.

In der letzten Zeit konnte man eine wachsende Unruhe bemerken über Organisation und Methode, Krankheit anzugehen, und über die Mittel, die angewandt werden, um Gesundheit und Heilung zu erlangen. Diese Methode und Hilfsmittel beherrschen in westlichen Ländern das Feld; sie wurden aber auch auf die Länder der Dritten Welt übertragen und sind ihnen zum Teil aufgezwungen worden. Eine Konzentration auf die wissenschaftliche Anwendung der Medizin als das wirksame Mittel, Gesundheit zu erlangen, und als die einzige Möglichkeit, Krankheit anzugehen, hat sowohl zu einem Bild von menschlicher Gesundheit als auch zu einem Streben danach geführt, die gefährlich ist, die Menschen und die zugehörigen Gruppen unnötig abhängig macht und zu einem Monopol beruflicher Machtstellung führt, das andere ausbeutet und Ressourcen verschwendet.

Der Brennpunkt dieser Beunruhigung konzentriert sich auf die Aspekte des vorherrschenden Modells der Medizin, die sich in falschen Erwartungen ausdrücken, die man in Frage stellen muß.

Manche dieser *Erwartungen sind unmöglich* und nicht zu verwirklichen – man kann Gesundheit nicht ›liefern‹. Sie ist nicht eine Ware, die ein einzelner oder eine Berufsgruppe jemand anderem geben kann. Vielmehr ist Gesundheit eine Qualität, die jeder einzelne und jede Gruppe immer wieder geduldig erwerben muß. Dazu kommt, daß die Ressourcen für Gesundheit scharf begrenzt sind: Das menschliche Leben kann nicht losgelöst werden von Leiden und Tod, und es wird durch Leiden und Tod keinesfalls des Sinnes beraubt.

Manche *Erwartungen* sind *nicht zutreffend*: Nicht die hochtechnisierte Medizin hat am meisten dazu beigetragen, Individuen und gesellschaftlichen Gruppen Gesundheit zu garantieren. Die größten Verbesserungen der Gesundheit kamen von einem Verstehen und von Veränderung jener Faktoren in der Umgebung, die Krankheit begünstigen. Verbesserungen von Wohnung und Nahrungsmitteln, Einführung von sauberem Wasser und von Abwasserentsorgung, besonders in den Entwicklungsländern, Abschaffung von Luftverschmutzung und strikte Beachtung von Geschwindigkeitsbegrenzung haben zusammen den größten Einfluß auf die Gesundheit. Kurz gefaßt: Unser Lebensstil ist der Faktor, der unsere Gesundheit am meisten beeinflußt.

Manche *Erwartungen sind gefährlich*, weil sie Menschen abhängig machen von begrenzten Ressourcen (immer mehr Technologie für weniger Menschen – Herztransplantation, Hämodialyse bei Nierenversagen). Diese Erwartungen führen zu einer zunehmenden Abhängigkeit von der medizinischen Versorgung; als ob eine solche alle unsere Krankheiten wegnehmen könnte! Wenn es dann nicht mehr so weitergeht oder wenn solche Dienstleistungen dann plötzlich fehlen, vergrößert sich das Gefühl von Elend.

Wir haben erkennen müssen, daß neben diesen falschen Erwartungen die gegenwärtige Verteilung von Gesundheitsversorgung zu einer außerordentlich schlechten Verteilung von Ressourcen geführt hat. Die

Dritte Welt hat zwar die teure technologische Medizin übernommen, konnte aber damit nur ihrer Elite dienen, so daß 80 % der Bevölkerung keinen Zugang zu Gesundheitsdiensten haben. Aber auch in manchen technisch entwickelten Ländern kommt es zu ungleicher Verteilung zwischen den verschiedenen Schichten der Gesellschaft, so daß die Armen es sich nicht leisten können, krank zu werden. Dabei üben Machtgruppen im Gesundheitsdienst große Kontrolle aus und sammeln beträchtlichen Reichtum an, vor allem die Ärzte und noch mehr internationale Arzneimittelkonzerne.

Diese ›beherrschende Stellung des medizinisch-technischen Modells‹ (wie es manchmal genannt wird) wird nun doch immer mehr herausgefordert; man fragt, was es für das menschliche Verstehen und das soziale Ziel der Gesundheit bedeutet. Christen, die auf dem Gebiet der Medizin und Gesundheitsversorgung als Ausdruck des Zeugnisses der Kirche Christi und des Evangeliums arbeiten, wurden vielleicht, ohne es zu merken, in diesem *Medical Model* eingefangen wie auch die Gesellschaften, aus denen sie kommen und in denen sie arbeiten. So müssen christlich-medizinische Arbeit und christliche Sorge um Gesundheit und Heilung sich den gleichen zentralen Fragen stellen; und Christen müssen die Unruhen und Unsicherheiten über jetzige Methoden und Zukunftspläne auf dem Gebiet der Gesundheitsfürsorge ernst nehmen. Die kritische Frage für sie ist, wie der Finger Gottes und sein Urteil in diesen Unruhen zu erfahren seien, so daß sie ihren Anteil in dem menschlichen Bemühen, Krankheit zu mindern und Gesundheit zu fördern, wirkungsvoll beisteuern als Teil ihres Dienstes im Namen Christi und in ihrer Bereitschaft, das Evangelium auszubreiten. Das menschliche Streben nach Gesundheit und die Antwort auf Krankheit müssen von der *Herrschaft* des *Medical Model* befreit werden. Andere werden vielleicht an dieser Aufgabe auf eine Weise arbeiten, die nicht direkt mit der Praxis der Medizin zu tun hat (zum Beispiel durch die Entwicklung von Gemeinschaftsaktivitäten oder durch Arbeit an sozialen und ökonomischen Gegebenheiten). Aber wir möchten unsere Aufmerksamkeit und Arbeit dem zuwenden, was wir *Medical Contact Area* (medizinisches Kontaktfeld) im menschlichen und sozialen Leben genannt haben. Wenn wir den Begriff *Medical Contact Area* benutzen, so möchten wir die Aufmerksamkeit auf die Tatsache lenken, daß die Praxis der Medizin sich so entwickelt hat, daß sie sich mit der Sphäre von Unordnung, Unruhe und Krankheit im menschlichen Leben befaßt. Medizin ist eine angewandte Wissenschaft, die ihren Auftrag von denen bekommt, die die Last der Krankheit tragen. Aber sie hat sich von einfachen Anfängen beinahe zu einer Lebensweise ausgewachsen, die den Ton angibt und festlegt, was man als gesund ansieht, und die den Schlüssel dazu in der Hand hält, wie man gesundes Leben erreicht. Eine Öffentlichkeit, die sich mit Recht über die großen technischen Errungenschaften in der modernen medizinischen Wissenschaft gefreut hat, fängt jetzt an, sich darüber Sorgen zu machen, daß die Technologie Selbstzweck werden könnte und das tut, was technisch möglich ist, anstatt sich vom sozialen Auftrag leiten zu lassen. So sind Ärzte und alle, die mit ihnen assoziiert sind, nicht Diener und Pfleger, sondern Meister und sogar Ersatz-Halbgötter geworden. Es wird immer klarer, daß an all dem wenig ist, das gesund macht, und vieles, das krank macht; dies trifft den einzelnen wie die Gesellschaft.

Aus folgenden Gründen wollen wir unser Arbeitsfeld auf die *Medical Contact Area* beschränken:

Erstens hat man ungeheuer viel an Ressourcen und auch an Erwartungen in die Medizin als der hauptsächlichen Möglichkeit, Probleme und Schwierigkeiten von menschlichen Störungen und Krankheiten anzugehen, investiert. Es besteht auch noch keine andere anerkannte Alternative, diesen Problemen zu begegnen. Deshalb stellt die *Medical Contact Area* das Feld dar für die Auseinandersetzung, durch Nutzung von menschlichen und sozialen Ressourcen in einer realistischeren und gerechteren Weise mehr Gesundheit und menschliches Glück zu erringen.

Zweitens sind wir uns als Christen darüber klar, daß die Sünde keine Herrschaft über uns haben sollte. Wir wissen, daß Mißbrauch und Verwirrung auf einer Ebene menschlichen Tuns dieses Tun nicht ganz entwerten muß und nicht dazu führen sollte, es ganz abzulehnen. Die Entwicklung der Medizin und der Dienst an ihr sind wichtige Kanäle von menschlichem Mitleid, Erfindungsgeist und Dienstbarkeit gewesen. Was dabei erreicht worden ist, darf für die Fülle menschlicher Not in der Zukunft nicht verlorengehen.

Drittens geben uns die verschiedenen Ausdrucksformen medizinischer Praxis und die Versuche, für Gesundheit zu sorgen, die Möglichkeit, mit einer großen Zahl von Personen, Gruppen und Organisationen zusammenzukommen, die sehr eng verbunden sind mit Männern und Frauen in schwierigen Lebenssituationen. Und es sind viele Christen und christliche Organisationen in diesem Feld tätig. So gibt es eigentlich genug echte Gelegenheit für Experimente, Erneuerung und Hoffnung.

Für uns ist es deshalb die *Medical Contact Aera*, die die Arena in unserer Suche nach Gesundheit und einem tiefer aufgefaßten Dienst darstellt. Wir betreten diese Arena nicht im Glauben, daß wir neue und gute Modelle haben oder sie haben werden, um die jetzigen medizinisch-technischen Modelle zu ersetzen, die veraltet sind und für manches verantwortlich, das schlecht ist. Nein, wir schauen aus, wie wir mit Menschen und Gruppen zusammenarbeiten können, denen es auch ein Anliegen ist, eine realistische Wachheit zu entwickeln über die Rolle des Arztes heute und was die Medizin, wie sie heute praktiziert wird, in Wirklichkeit tut oder nicht tun kann. Wir glauben, daß es ein nötiger Schritt ist, der Realität und dem realistischen Urteil sich zu unterwerfen und so zu einer praktischen Bekehrung und zu einer Erneuerung der Möglichkeiten schöpferischen Dienens zu kommen. Wir erwarten auch, daß mehr Wachsamkeit uns zur gemeinsamen Entdeckung, zu neuer Interpretation und Organisation und Veränderung führen wird, die nötig ist, wenn medizinische Praxis und Gesundheitsversorgung ein Teil der menschlichen Zusammenarbeit in dem Kampf um ein gesünderes Leben in einer gerechten Gesellschaft werden sollen. Wir wissen im voraus nicht, wie weit diese Veränderungen gehen werden oder was von uns verlangt werden wird oder welche Möglichkeiten sich uns anbieten werden. Wir wissen aber, daß Gott uns in Jesus Christus Hilfe und Verheißungen anbietet, die uns unterstützen können, Kritik anzunehmen, auch wenn sie uns tief an den Wurzeln unserer gegenwärtigen Identität und Praxis in Frage stellt. Gottes Hilfe und Verheißungen werden uns Hoffnung und Freude geben auf unserer Suche, trotz aller Hindernisse. Wir glauben auch, daß wir mehr darüber lernen werden, was Glauben an Gott durch Jesus Christus bedeutet, wenn wir uns auf diese Auseinandersetzungen und auf dieses Suchen einlassen. Durch diesen Lernvorgang hoffen wir auch, daß wir Hinweise und Spuren von Formen des Dienstes der Kirche und für die Kirche entdecken, die für unsere Zeit und ihre Bedingungen wirkungsvolle Aufträge und Dienste auf dem Gebiet medizinischer Praxis und im Bemühen um Gesundheit schaffen werden.

So versuchen wir, zu einer *Analyse* von dem zu kommen, was wir bei kritischer Beteiligung an praktischer Medizin und Gesundheitsversorgung gelernt haben. Wir möchten die Einsichten, die bei der Analyse gewonnen worden sind, mit den *Traditionen* des Dienstes am Menschen, die ursprünglich die Entwicklung der Medizin inspirierten, und mit dem christlichen Denken, das die Kirche in der Begegnung mit

Krankheit und auf der Suche nach Gesundheit geleitet hat, in Verbindung bringen. Wir möchten versuchen, die Ergebnisse dieser Analyse und der Reflexion über Tradition praktisch zusammenzubringen, indem wir Anknüpfungspunkte an das Feld der medizinischen Praxis und Gesundheitsversorgung suchen, wo wir in Übereinstimmung mit dem oben Gesagten Gelegenheit finden können, Experimente zu machen, Verhaltensweisen zu ändern und die Ressourcen zu vermehren, um das Verständnis für Gesundheit zu vertiefen und zu erweitern. Auf diese Weise wollen wir teilhaben an der Neuentdeckung der lebendigen Verbindungen, die zwischen Gesundheit, Gemeinschaft und dem von Gott angebotenen Heil bestehen.«

In dieser Analyse und diesen Untersuchungen konnte die Studiengruppe sich auf verschiedene Aktivitäten, z. B. der Christlichen Gesundheitskommission, und auf Erfahrungen ihrer Mitglieder stützen. Prof. David E. Jenkins war wesentlich an einer Analyse des Nationalen Gesundheitsdienstes in England (National Health Service)[2] beteiligt, die der königlichen Kommission vorgelegt worden ist, die die Gesundheitsdienste der Jahre 1976 bis 1979 zu beurteilen hatte. Für unsere Fragen haben folgende Punkte der Analyse Bedeutung:

1. Ausgaben für Gesundheitsdienste stehen in geringem oder gar keinem Verhältnis zum Gesundheitsniveau in der Gesellschaft. Kurative Dienste und besonders solche, die auf teurer Technologie beruhen, verschlucken den größten Teil der verfügbaren Mittel trotz der Tatsache, daß eine Behandlung von Krankheiten, die durch solche technologischen Eingriffe zu beeinflussen sind, nur einen ganz kleinen Teil der Krankheiten insgesamt ausmacht.
2. Besonders belastend für den Gesundheitsdienst ist die Tatsache, daß es einen unersättlichen Anspruch bei absolut limitierten Mitteln gibt. Viele Ansprüche sind unangemessen, und viele Behandlungsformen haben zweifelhafte Wirkung.
3. Die Dominanz des medizinischen Modells führt sich selbst ad absurdum, denn die Erwartung geht dahin, daß es sich einer wachsenden Zahl von Krankheiten und Unwohlsein in der Gesellschaft annimmt. Die »Gesundheitsdienste« vermischen sich mit den »sozialen Diensten« und von diesen erwartet man, daß sie die sozialen Probleme nach dem medizinischen Modell angehen.
4. Es wird keineswegs gesagt, daß das medizinische Modell mit seinem Nachdruck darauf, die Krankheit anzugehen, in sich schlecht sei; wir meinen nur, daß wir in dieses Modell zu viel Hoffnung und zu

viel Macht investiert haben. Aber es gibt kein Ersatzmodell für die Praxis der Medizin. Die wichtige Aufgabe ist die, das Modell auf eine angemessene Größe zurückzuschneiden, damit wir die Notwendigkeit des Modells und jener, die damit arbeiten, nicht verkennen.

5. Um das medizinische Modell zu verändern, brauchen wir eine Vision oder wenigstens einen Schimmer von Einsicht in die Ganzheit des Menschen und der menschlichen Gesellschaft, wie sie sein könnten oder werden könnten; wir brauchen den Willen, Macht aus der Hand zu geben; wir müssen eine neue Identität entwickeln, um Macht und Stolz des Professionalismus zu ersetzen, und schließlich müssen wir risikobereit sein, weil wir noch nicht wissen, was gehen wird; wir wissen bis jetzt nur, was nicht geht.

Dr. Jürgen Bierich von der medizinischen Fakultät der Tübinger Universität wandte die obige Analyse auf die Situation in Deutschland an, wo nur wenige es gewagt hatten, das bestehende medizinische Modell zu kritisieren. Er schrieb das der Faszination für technischen und wissenschaftlichen Fortschritt zu, aber auch dem Stolz über die industriellen und wirtschaftlichen Leistungen der Nation. Außerdem besteht eine bürokratische Starrheit, die Veränderung sehr schwierig macht. Der Lehrplan der medizinischen Hochschulen in Deutschland ist ganz nach rein naturwissenschaftlichen Gesichtspunkten ausgerichtet. Es gibt keine Vorlesung in Anthropologie, Soziologie, auch keine Diskussion über menschliche Werte. Ein Versuch, medizinische Soziologie als Fach einzuführen, wurde vom Bundestag abgelehnt. Man spürt jedoch eine bestimmte Unruhe und zunehmendes Interesse an den Schriften von Victor von Weizsäcker, der in den 20er Jahren fundamentale Fragen über das Verhältnis von Patient und Arzt gestellt hat. Einige Lehrkrankenhäuser führen jetzt ethische Kommissionen ein; vielleicht werden diese etwas mehr behandeln als nur die Untersuchung von Risiken bei bestimmten klinischen Fällen; vielleicht wird es dazu kommen, daß sie das System in Frage stellen.

Weiter zeigte sich die Unruhe in Deutschland in einem Bericht über verschiedene Versuche, den entmenschlichenden Auswirkungen von medizinischer Technologie entgegenzuwirken sowie die Fremdheit und Einsamkeit zu überwinden, die Patienten in Großkrankenhäusern erfahren. Ein Hospital hatte therapeutische Teams zusammengestellt, um Patienten als Partner an der eigenen Therapie zu beteiligen. Es kam dort auch zu einem wöchentlichen Treffen von Stab und Patienten. In Deutschland gibt es 5 anthroposophische Krankenhäuser, die von den Ideen Rudolf Steiners inspiriert sind; in ihnen stehen die Architektur, die Verwaltungsmaßnahmen und die allgemeine Atmosphäre im Hospital harmonisch zu einem weiteren Konzept von Gesundheit in Beziehung. In den Vereinigten Staaten zeigte sich das Unbehagen anders. Dr. Ronald W. McNeur, Direktor der Gesellschaft für Gesundheit und menschliche Werte (Society for Health and Human Values) gab einen Bericht über die Ereignisse, die zur Gründung der Gesellschaft führten. Sie richtete ihre Aufmerksamkeit besonders auf medizinische Ausbildungsstellen, die die Ärzte von morgen produzieren und stellte Fragen über menschliche Werte als Protest gegen die Entmenschlichung. Die Kirchen haben die Gesellschaft dadurch unterstützt, daß sie Personal stellten, und sie unterstützen noch heute einige Professoren, die an medizinischen Hochschulen Vorlesungen über »menschliche Werte« halten. So versuchte die Gesellschaft, das medizinische Modell von innen zu verändern; es gelang ihr, medizinische Lehrer davon zu überzeugen, daß sie gesellschaftlichen und ethischen Fragen gegenüber offen sein müssen, die sich in der Praxis der Medizin ergeben.

In England wurde 1964 das Institut für Religion und Medizin gegründet. Es sollte ein Forum für den Dialog zwischen Ärzten und Geistlichen schaffen, so daß Erfahrungen über die beruflichen Grenzen hinaus ausgetauscht werden können und damit die Beiträge von allen, die an der Förderung von Gesundheit beteiligt sind, verbessert werden. Es haben sich inzwischen verschiedene Untergruppen gebildet, von denen manche ihre eigenen Programme entwickelt haben und z. B. Schwerstkranken und Sterbenden im eigenen Zuhause helfen.

Diese Beispiele zeigen klar ein gewisses Unbehagen über das heutige medizinische System und auch ein Bemühen, es zu verändern; trotzdem kamen die Teilnehmer der Studienkommission zu dem Schluß, daß ein viel radikaleres Vorgehen nötig wäre, weil das medizinische Modell und die Tyrannei, die es ausübt, ein Beispiel für den Götzendienst ist, dem die Naturwissenschaft durch ihre Macht, Probleme zu lösen, unterworfen ist. Es hat sich ein »Circulus vitiosus« von professionellem Selbstverständnis, institutioneller Praxis, öffentlicher Erwartungshaltung und Investitionen ergeben. Alle Parteien wirken zusammen, und obwohl es eine zunehmende Kritik an Ärzten und an dem Gesundheitssystem gibt, will niemand sehen, daß der Götze auf tönernen Füßen steht. Wohin soll man sich wenden? Wenn uns die Wissenschaft und vor allem die Medizin nicht retten kann, wo sollen dann unsere Leiden gelindert werden? Durch all dies wird klar, daß es eigentlich um Erlösung und um das Evangelium geht.«

So kommen wir wieder zurück zu den Zielen der Tübinger Konsultationen, die abgehalten wurden, um wieder zu entdecken, wie Kirchen, Gemeinden und einzelne Christen dadurch, daß sie in Krankheit, Heilung und Gesundheitsversorgung einbezogen sind, wirksame Zeichen des Evangeliums setzen können. Während wir erkannten, daß dies eine grundlegende Notwendigkeit ist, haben wir auch gesehen, daß die Kirche und ihre Gemeinden selten in der Lage sind, solche Zeichen zu errichten. Nur eine erneuerte und veränderte Kirche, die ihrem Herrn treu ist und seinem Auftrag gerecht wird und die bereit ist, alles zu riskieren, um seine heilende Macht zu verkünden und aufzuzeigen, ist für diese Aufgabe gerüstet. Eine solche Verkündigung und Demonstration würde helfen, die Medizin und den Gesundheitsdienst zu befreien, zu reformieren und zu erneuern und ihnen helfen, ihre dienende Aufgabe zu erfüllen.

Dazu gehört es, daran zu arbeiten, zu einer Kirche zu gehören, die weiß und aufzeigt, daß Christus uns frei macht inmitten der Zwänge, Unsicherheiten und Fragen von heute. Was falsch ist, ist nicht das »medizinische Modell«, sondern die menschliche Neigung, wertvollen menschlichen Kräften und Entdeckungen zu viel Bedeutung beizumessen. Auf diese Weise werden Götzen geschaffen und danach, wenn ihre Tyrannei und ihre Ohnmacht sich zeigen, weiß man nicht mehr, wohin man sich wenden soll. So übertraf die Ausweitung der medizinischen Technologie zunächst unsere Träume, wurde aber dann schnell zum Alptraum. Sie diktiert nicht nur unsere Entscheidungen und bestimmt darüber, wohin das Geld geht, sondern sie wird auch nur für wenige angewendet und vermehrt so die Ungleichheiten in unseren Gesellschaften. Die medizinische Technologie hat einen großen industriellen Komplex mit großen Eigeninteressen hervorgebracht. Wie der Zauberlehrling haben wir die Kontrolle verloren.

Gegen diesen Götzendienst kann uns nur ein Evangelium helfen, das wirksam auf Quellen weist, die größer sind als unsere Kräfte und größer als unsere Verfehlungen. Um aber eine wirksame moderne Entsprechung für die »ärztliche Mission« zu entwickeln, brauchen wir nicht ein modernes Gegenstück zum »Gesundbeten«, sondern moderne Demonstrationen von Heilung, die Freiheit und Hoffnung, die aus dem Glauben kommen.

Anmerkungen

1 Teilnehmerliste siehe Anhang II
2 Restructuring the Health Service. Tom Heller (Croom Helm, London 1978)

Kapitel 10
Der Weg vor uns

In seinem Buch »Das Ende der Medizin[1]« sagt Rick Carlson über die Zukunft folgendes: »Das Ende von Medizin ist nicht das Ende, sondern der Anfang von Gesundheit. Um Gesundheit zu erreichen, müssen wir den Raum der Freiheit von materieller Not erweitern. Natürlich ist die Gelegenheit, Wohlfahrt zu erreichen, nicht in vielen Ländern vorhanden, aber wir verfügen über die Mittel, und sie könnten verfügbar gemacht werden, wenn wir sie nicht für Krieg, Propaganda und Ausbeutung verwendeten. Die Art, wie wir unsere Mittel gebrauchen und mißbrauchen, muß aufhören; wenn nicht durch eine Revolution, dann wenigstens durch Abnutzung und Rückgang.«

Auch auf der konzeptionellen Ebene muß ein Wandel erreicht werden. Weder haben wir Gesundheit gesucht noch dem gesunden Menschen zu seinem Recht verholfen. Wir haben das nicht getan, weil wir nicht verstanden haben, was Gesundheit ist – wir waren der falschen Meinung, daß sie das Resultat von Glück und medizinischer Versorgung ist. Aber in den nächsten paar Jahrzehnten wird sich unser Verständnis vertiefen. Dann wird es möglich sein, Gesundheit und Wohlbefinden zu erreichen, jedoch nur dann, wenn es uns gelingen wird, eine Umwelt zu schaffen, in der wir sicher leben können, und wenn unsere soziale Ordnung so verändert ist, daß sie Gesundheit fördert und nicht wie jetzt Freude unterdrückt. Wenn nicht, werden wir eine kranke und abhängige Menschheit bleiben. In diesem Sinn hatte Virchow sicher recht: »Medizin ist lediglich eine Form von Politik.«

Man fragt sich, was Carlson als die bewegende Kraft für eine solche Veränderung ansieht. Es gibt nur wenige Vorfälle in der Geschichte, die aufzeigen könnten, daß eine solche Umgestaltung erreicht werden könnte oder daß »das Verständnis sich vertiefen würde« so weitgehend, daß so radikale Veränderungen gefordert und realisiert würden. Auch wenn es wahr ist, daß Wissenschaft und Technologie uns nicht retten, so werden wir kaum ohne sie gerettet werden. Und das ist Teil unserer Schwierigkeit. Es ist immer leichter, Leute zu überreden, Dinge zu ändern, wenn sie überzeugt sind, daß etwas nicht geht. Es ist viel schwieriger, eine Veränderung zu bewirken, wenn sie wissen, daß etwas meistens ganz gut geht. Das Problem ist, daß man Menschen davon überzeugen muß, daß es viel besser ginge, wenn sie die Grenzen kennen, so daß sie ihre Erwartungen genauer mit dem wirklich Geleisteten und den Möglichkeiten vergleichen und sich so vor Mißbrauch hüten könnten.

Während die Medizin heute fälschlich den Ruf hat, für die meisten unserer Krankheiten ein Allheilmittel zu haben, dürfen wir nicht dem anderen Extrem verfallen und die offensichtlichen Leistungen und die vorhandenen Möglichkeiten, das Rechte zu bewirken, zu verwerfen. Was nötig ist, ist eine objektive Bestandsaufnahme des medizinischen Modells, um aufzuzeigen, für was das Modell gut ist, aber auch seine Grenzen und die möglichen Beiträge für die voraussehbare Zukunft. Eine solche erneute Bewertung müßte zunächst von den Ärzten selbst unternommen und breit publiziert werden, um von der Öffentlichkeit angenommen zu werden. Man könnte mit den sozialen Problemen anfangen, die weithin medikalisiert worden sind, weil unsere Verbrauchergesellschaft sie dadurch als respektabler erachtet und weil man sich so auch der persönlichen Verantwortung für Veränderung entziehen kann. Zum zweiten sollte man offen zugeben, daß einige der sehr kostenaufwendigen und komplizierten Behandlungen, die die Medizin anbietet, fragwürdige Wirkung haben. Dies könnte jene falschen Erwartungen abbauen, zu deren Verhindung die Medizin wenig beigetragen hat. Es hilft nicht zu argumentieren, daß die Medizin zu dem geworden ist, was eine Verbrauchergesellschaft von ihr will. Anstrengungen sind nötig, dieser Gesellschaft die Fakten und ihre Folgen offen darzulegen.

Eine weitere Notwendigkeit besteht darin, die Verwirrung zu beseitigen, die die Bedeutung des Wortes Gesundheit betrifft. Auch wenn es nicht gelingt, eine vollständig befriedigende Definition von dem zu finden, was mit Gesundheit gemeint ist, sollten wir uns nicht länger mit dem offensichtlich falschen Gebrauch des Wortes zum Narren halten lassen; das würde unser Verständnis noch unklarer werden lassen und sogar den einzuschlagenden Weg vernebeln. Die Weltgesundheitsorganisation könnte uns ein gutes Beispiel geben, wenn sie uns eine bescheidenere Definition ihres Ziels geben könnte, da die gegenwärtige Definition jede menschliche Aktivität umfaßt und das Erreichen von Gesundheit im Sinne eines vollständigen Wohlbefindens zur Unmöglichkeit macht. Ihre gegenwärtige Betonung dessen, was sie psychosoziale Bedürfnisse nennt, wird dies vielleicht selbstverständlich machen.

Der Gebrauch des Wortes Gesundheit wie in »Gesundheitsministerium«, »Gesundheitsdienste« usw. ist falsch, da dadurch die Verwirrung unterstützt wird, die Medizin mit Gesundheit gleichsetzt. Es handelt sich um medizinisch-ärztliche Dienste und nicht um Gesundheitsdienste. Die Medizin heilt nicht und nimmt auch nicht für sich in Anspruch, daß sie es tut; aber sie hat wenig dazu getan, auf die falsche Verwendung des Wortes hinzuweisen. Ärzte würden lieber das Wort »Behandlung« verwenden, um das zu beschreiben, was sie tun. Das Heilungspotential liegt in der Natur (was immer das ist). Es ist ein Teil von Gottes Schöpferplan, daß es eine innewohnende wiederherstellende Kraft gibt; so kann man sagen: »Die Wunde heilt«. Es ist die Aufgabe der Medizin, diesen natürlichen Prozess zu untersuchen und zu verstehen wie auch die Voraussetzungen, ihn zu fördern und wenn möglich, das, was ihn hindert, zu entfernen oder zu verändern. Wenn man das klarer verstünde, würde das Vertrauen zwischen Arzt und Patient gestärkt, das ja einen beachtlichen therapeutischen Wert hat.

Es gibt ein Charakteristikum unserer gegenwärtigen Situation der medizinischen Dienste in der industrialisierten Gesellschaft, das eine radikal andere Einstellung zur Gesundheit erfordert: Dieses Charakteristikum ist, daß die Anforderungen an diese Dienste die Mittel dafür einfach übersteigen. Die Technologie ist so schnell fortgeschritten und so teuer geworden, daß wir einen Punkt erreicht haben, wo die Frage, wer oder was von den Möglichkeiten moderner medizinischer Behandlung ausgeschlossen werden soll, sehr dringlich wird. Diese Frage ist brutal, und die Medizin hat keine Kriterien, sie zu beantworten. Wenn Herztransplantate, Hüftprothesen und Hämodialysebehandlung nicht für alle zugänglich sind, wer soll sie dann bekommen, wer soll entscheiden, wer was haben darf? Wenn der Tod auch nur ein bißchen hinausgeschoben werden kann, welche Umstände verlangen einen solchen Aufschub? Wie beurteilt man die Ansprüche des Einzelnen und der Gesellschaft, wenn der Einzelne sie verlangt und bereit ist, für die beschränkten Mittel der medizinischen Technologie zu bezahlen? Wenn man unbedingt rationalisieren muß, welches sind dann die Kriterien dafür?

Diese Verlegenheiten in der Medizin lassen wieder alte Fragen über menschliches Leben und menschliche Werte aufkommen. Was heißt ein »gutes Leben« und wieviel Gesundheit ist dafür nötig? Wie sehen wir den Tod, so daß wir ihn in Würde annehmen können? Derartige Fragen auf dem stark emotional geladenen Gebiet von Krankheit und Tod sind Themen, die die meisten Leute vermeiden möchten. Aber vielleicht ist es auf die Dauer schmerzlicher, sie zu meiden, da wir uns ihnen doch letztlich stellen müssen. Noch im letzten Jahrhundert und auch am Anfang dieses Jahrhunderts wurde diese Frage kaum gestellt; die Menschen waren fatalistischer in bezug auf Krankheit, denn der Arzt konnte außer Sympathie und etwas palliativer Hilfe wenig anbieten. Erst in den letzten 60 Jahren kamen die wirksamen Waffen der modernen Medizin auf, und dies geschah so schnell, daß unsere Einsichten um die ethischen Probleme, die sich mit ihnen ergaben, unzulänglich wurden. Die ethischen Probleme komplizieren sich noch durch die Tatsache, daß die neuesten Fortschritte in der Behandlung, die die Ergebnisse von biomedizinischer Forschung und Technologie sind, mit sehr hohen Kosten verbunden waren und nur wenigen Patienten zugute kommen können ohne wesentlichen Gewinn für die allgemeine Gesundheit der Gesamtbevölkerung.

Wenn die Bedürfnisse die Möglichkeiten übersteigen, dann wird es nötig, alternatives Vorgehen in Betracht zu ziehen. Dazu wäre es zunächst nötig, zu bestimmen, was notwendig ist. Man müßte Notwendiges von Wünschbarem trennen; danach müßte eine Methode gefunden werden, die Grundbedürfnisse zu befriedigen, entweder indem man freiwillig auf manches verzichtet oder durch eine Art von Rationalisierung. Eine weitere Möglichkeit wäre es, die staatlichen Zuwendungen für »Gesundheitsdienste« zu erhöhen, aber dies könnte nur auf Kosten anderer Dienste geschehen und ist deshalb unwahrscheinlich. Obgleich wir langsam davon überzeugt sind, daß wir den Verbrauch von materiellen Mitteln einschränken müssen, weil die Erde ja endlich ist, sind derartige Einsichten noch nicht auf die Medizin angewandt. Das muß dadurch kommen, daß wir bestimmte Fragen stellen wie: Was suchen wir, wenn wir von Gesundheit sprechen und wieviel davon brauchen wir wirklich? Wir müssen unsere Annahme überdekken, die besagt, daß alle Übel potentiell einer Heilung oder Besserung zugänglich sind, denn sie ist wahrscheinlich nicht wahr. So müssen wir letztendlich die Tatsache von Krankheit und Tod annehmen, und unser Konzept von Gesundheit muß sie einschließen. Bis jetzt hat unser Überfluß uns gehindert, diese Art von Fragen zu stellen; aber unsere wachsende Armut an materiellen Mitteln und an Geistigkeit wird eine Antwort fordern.

Bei dieser Suche nach Gesundheit und Ganzheit haben wir in medizinischer Theorie und Praxis Anzeichen für Wandel gesehen, Zeichen, die wir für gesund halten. Man sieht das sowohl in Industrie- wie in Entwicklungsländern. Das kommt daher, daß man zunehmend anerkennt, daß diese Dienste zuerst denen gehören, denen sie zugute kommen und die voll daran partizipieren sollten. Bis jetzt hat sich die Medizin von jenen distanziert, denen sie dienen sollte. Sie hat das gerechtfertigt mit Asepsis in einem sauberen Umfeld und hat das Hospital zu einem Ort gemacht, an dem Fürsorge erfolgt, anstatt zu einem Zuhause; sie hat eine Technologie gebraucht, die für Patienten oft keinen Sinn hat und oft Angst einflößt, und schließlich hat sie einen dominierenden Professionalismus gefördert, der eine Person von der anderen trennt. (In bestimmter Weise hat die Kirche, ohne es zu wollen, ihr eigenes Gegenstück zu dieser Trennung entwickelt, was man besonders in der Abhängigkeit des Laien vom professionellen Geistlichen sieht und in der Einstellung, daß Menschen sich an einem bestimmten Platz versammeln müssen zum Gottesdienst, um so zum Heil geführt zu werden. Aber Jesus hat Menschen geheilt, wo sie gerade waren – örtlich und psychologisch gemeint. Er hat nicht gefordert, daß sie als Bedingung für die Heilung ihre Perspektive verändern müßten.)

Der Erfolg der Einführung primärer Gesundheitsdienste muß der Tatsache zugeschrieben werden, daß Versorgung angeboten wird, wo und wann sie nötig ist, und das in einer annehmbaren Art und Weise. Ihre Zielsetzung verlangt Verständnis und Teilnahme der Gemeinschaft als ganzer. Solche Teilnahme vermindert die Vorherrschaft der professionellen Gruppe, ohne die Wirksamkeit des Gesundheitsarbeiters zu beeinträchtigen. Im Gegenteil, sie fördert die Wirksamkeit des Gesundheitsarbeiters, indem gegenseitiges Vertrauen gefördert wird und nicht eine unterwürfige Abhängigkeit. Diese Grundsätze werden heute nicht nur in den Entwicklungsländern verstanden und praktiziert. Es gibt z. B. wachsende Zahlen von Patienten-Beteiligungs-Gruppen in England mit einer Organisation, die sie koordiniert. Einige von ihnen bildeten ein Forum für eine kritische Neubewertung normativer medizinischer Praxis in einer Gemeinschaft. In einer Stadt kann es z. B. allgemein üblich gewesen sein, daß alle Geburten in Hospitälern stattfanden. Diese neuen Gruppen stellen solche Praktiken manchmal in Frage, weil ihre Auffassung von Gesundheit weiter reicht als die des Geburtshelfers allein. Ein Arzt, der mit einer solchen partizipatorischen Gruppe arbeitet, sagt: »Der partizipatorische Stil in der Medizin, den wir brauchen, wird viele Menschen einbeziehen und große und kleine Projekte hervorbringen, die anerkennen, daß Gesundheit ein Charakteristikum ist, das man suchen muß, in das man hineinwachsen muß; es ist eine Lebensqualität für Einzelne und Gemeinschaften, die man weniger definieren als vielmehr kultivieren muß und die durch verantwortungsbewußte Menschen verwirklicht werden muß. Medizin hat vieles beizutragen; sie ist wie eine Provinz, aber nicht wie ein Gesundheitsimperium; die Ziele der Gesundheit liegen jenseits des eigentlichen Bereichs der Medizin.«[2]

Wenn es auch noch zu früh ist, den Beitrag dieser Gruppen für die Medizin in einer industrialisierten Gesellschaft abzuschätzen, hat ein Professor für Allgemeinmedizin die Meinung vertreten, daß sie das Aufregendste sind, was in den letzten 20 Jahren in der Allgemeinpraxis geschehen ist, weil sie einen Wandel im Verständnis von Gesundheit hervorbringen können, der für die Gemeinschaft annehmbar ist.

Weitere Zeichen von Wandel können in der Entwicklung der Hospiz-Bewegung gesehen werden, die sich darum kümmert, daß für Sterbende eine Umgebung da ist, die hilft und lindernde Behandlung anbietet, wenn dem Tode unerträgliche Schmerzen vorangehen. Am Anfang gab es Kritik, weil das Hospiz vom Akutkrankenhaus getrennt war; man sah darin die ungesunde Haltung des Krankenhauses den Langzeit-Patienten und den Sterbenden gegenüber; auf der anderen Seite förderte es das Heranwachsen eines neuen Spezialfaches, der Thanatologie (Sterbehilfe). Heute gibt es Anzeichen dafür, daß Hospitäler besondere Einheiten schaffen, die das Konzept des Hospizes aufnehmen. Das ist wohl wichtig wegen des besonderen Nachdrucks auf gute Pflege, der im Hospiz so offenkundig ist und der vielleicht wieder alle Abteilungen des Krankenhauses durchdringen kann und gegen die Technologie, bei der es an Pflege mangelt, ein Gegengewicht schafft.

Die hohen Kosten für Bau und Unterhalt eines Hospizes haben dazu geführt, daß sich Gruppen bildeten, die freiwillig bei der Versorgung von Sterbenden halfen. Sie betreuten die Sterbenden in deren eigener Wohnung, in der gewohnten Umgebung und bei denen, die sie lieben. Sie können auch Verwandten helfen, von denen viele es aus Furcht und Enttäuschung schwer haben, die Tatsache des Todes anzunehmen. Ein Arzt, der zu einer solchen Gruppe gehört, berichtet: »Die Ruhe und friedliche Annahme, die davon kommt, daß ein Fremder mitwirkt, wurde zu einer besonderen Erfahrung in der Versorgung von Sterbenden ... Emotionale Blockierung konnte erleichtert werden, und es entwickelte sich Einsicht und Annehmen-Können.«[3]

Nur die Hälfte seiner Gruppe ist professionell ausgebildet. Die anderen erhalten Anweisung und Ausbildung und haben sich als ebensogut erwiesen wie die Professionellen. Dies und andere Beispiele zeigen eine langsame Verschiebung weg von der allgemein akzeptierten institutionellen Versorgung, die in den Städten der Industrienationen und in Dörfern der Entwicklungsländer als normal galten. Gesundheitsarbeiter waren durch ihre Technologie zu unbeweglich. Sie sollten jetzt unterwegs sein, um sich der Nöte der Menschen dort anzunehmen, wo sie entstehen. Natürlich braucht man immer einige Institutionen, aber ihre Bedeutung wird danach beurteilt werden, wieweit sie den Basisgesundheitsarbeiter und der helfenden Gemeinschaft, die ihn ergänzt, hilft. Die Medizin hat sich zu sehr auf Krankheit konzentriert, so daß Krankheit und Unwohlsein das eigentliche Ziel und Anliegen wurden. Es müßte heute ebensoviel oder noch mehr Aufmerksamkeit darauf verwendet werden, Gesundheit zu fördern. So müssen viele Dinge auf den Kopf gestellt werden, wenn wir entdecken wollen, was unsere wahre Gesundheit ist.

Unsere Suche fing an mit der Aussage, daß sie ein Suchen nach dem, was einzigartig ist im christlichen Verständnis von Gesundheit und Heilung, sein wird. Es ist ein besonderes Merkmal christlichen Glaubens und christlicher Erfahrung, daß Dinge, Ideen, Theorien und Wertsysteme auf den Kopf gestellt werden. Die Schwierigkeit für die meisten von uns ist die, daß wir zu früh wieder aufhörten in diesem Prozess, weil es uns schwer fällt zu glauben, daß Christus das meinte, was er sagte. Er verkündete eine Wirklichkeit, die über das hinausgeht, was wir kennen und stellte klar, daß wir diese Wirklichkeit nicht verstehen können, wenn wir unsere eigenen Vorurteile und Urteile nicht auf den Kopf stellen. Der König der Welt wird ein Kind, wird in einem Stall und nicht in einem Palast geboren, und wir staunen vor seiner Demut, die unseren eigenen Wertvorstellungen so entgegengesetzt ist, daß es uns schwerfällt, sie anzunehmen. Und als aus dem Kind ein Mann wird, spricht er zu uns in Gleichnissen von einem Königreich, dessen Bürger Kinder sind, die durch ihr kindliches Staunen-Können für das Reich erwählt werden. Es ist ein Reich voller Überraschungen, denn die Großen werden erniedrigt und die Niedrigen werden groß. Sogar die von uns, die vorgeben, ihm zu folgen, glauben, daß vieles von seiner Botschaft nicht praktizierbar ist und meinen, es passe nicht in die Welt, in der wir leben.

Wie verbinden wir unsere Praxis in Sachen Gesundheit mit der Praxis des christlichen Glaubens? Müssen wir die Uhr zurückdrehen und uns einfacheren Formen der Gesundheitserhaltung und -förderung zuwenden? Sollen wir auf Wunder warten oder uns nur auf geistliche Heilung verlassen, weil das für Christen angemessener wäre? Sicher nicht; denn wir sind Teil einer Tradition, die alles Heilen als »Zeichen« des Gottesreiches ansieht. In dem Maße, in dem unser Verständnis von dem, was das Himmelreich ist, sich entwickelt und wir verstehen lernen, was es von uns verlangt, gewinnen wir die Perspektive, von der aus wir das Problem von Gerechtigkeit und Ungerechtigkeit beurteilen können. Von daher kamen wir zu einer kritischen Analyse des gegenwärtigen Systems. Dann haben wir die Teilnahme aller Menschen im Streben nach Gesundheit propagiert. Das würde für uns heißen, die übliche Gesundheitspyramide auf den Kopf zu stellen, bei der die Ärzte und ihre raffinierteste medizinische Technologie die Spitze bilden und die »Patienten« unten sind. Es ist aber noch nicht selbstverständlich, daß jedermann gesund ist, wenn er die richtige Anleitung und den vollen Zugang zur Hilfe hat. Manche Menschen wählen einen Lebensstil, der die Erhaltung oder Wiedergewinnung von Gesundheit beinahe unmöglich macht. Aber ist Gesundheit an sich ein Ziel? Betrügen wir die Menschen nicht, wenn wir sie drängen, nach Gesundheit zu streben, wenn es eigentlich um das Heil geht?

Das Evangelium hat eine Menge zu sagen über Gesundheit und den Sinn von Leben, Tod und Leiden. Es spricht auch von der Beziehung des Menschen zu seiner Umgebung und von der Bedeutung von Gemeinschaft. Christen sind gerufen, an Gesundheitsdiensten teilzunehmen, aber alles, was sie tun, sollte ein praktischer Ausdruck des christlichen Verständnisses von dem sein, wie das Leben in dem Reiche sein wird, in dem Gott alles in allem ist. Dies würde verlangen, daß wir klarmachen, wie das Reich Gottes und seine Herausforderung sich zeigen durch das, was wir für die Gesundheit tun und welche Grenzen diese Gesundheit hat für den Einzelnen und für die Gemeinschaft. Diese Suche hat damit erst begonnen, indem sie auf die Aspekte im Gesundheitssystem hinwies und gegen sie anging, die Menschen hindern oder zerstören und damit die Wirklichkeit des Reiches Gottes bestreiten. Natürlich ist das nicht genug; aber noch wissen wir nicht, was die

Systeme, die wir jetzt haben, ersetzen wird. Modifikationen in der Form von primärer Gesundheitsversorgung und Gemeinschaftsbeteiligung einzuführen, sind nur kleine Schritte in die rechte Richtung, denn sie weisen auf menschliche Zusammenarbeit in der Suche nach Gesundheit und zeigen ein wenig von dem, was jenseits von Gesundheit möglich ist – in einer Vision vom Reich Gottes.

Der Weg vor uns wird viel mehr Bereitschaft benötigen, Dinge, Ideen, Prioritäten umzuwerfen. Der nächste Schritt wird der sein zu entdecken, was es bedeutet, daß die Hauptquelle von Gesundheit in denen »verborgen« ist, die bisher die Empfänger und Objekte von Gesundheitsversorgung waren. Sie sollten befähigt werden, die Suche nach Gesundheit selbst in die Hand zu nehmen. Daher sollten Programme in Gesundheitserziehung hohe Priorität erhalten, und dabei sollte eine ehrliche Bestandsaufnahme der Grenzen der Gesundheit eingeschlossen sein. Die menschlichen Ressourcen, die in jeder Gemeinschaft liegen, sollten sich dort entfalten, wo es darum geht, Menschen zu lehren und zu ermuntern, einander nicht nur in Zeiten von Schwierigkeiten zu helfen, sondern in praktischer täglicher Nachbarschaftshilfe. Die Kirchen sollten Modelle für diese Aktivitäten werden, um sowohl anzuregen wie auch zu urteilen, um mit echtem Mitgefühl zu dienen und so eine Vision des Gottesreiches zu ermöglichen, das die endgültige Gemeinschaft sein wird, in der Gesundheit und Erlösung gegeben sind.

Dieser Prozess führt unweigerlich dazu, Dinge auf den Kopf zu stellen – die Sicht des Reiches Gottes aus der Perspektive des Kindes oder das Annehmen des Reiches, wie man ein Kind annimmt (beide Bedeutungen gelten), würde der Pflege mehr Wert zumessen als der Behandlung. Sie würde die Medizin als parapflegerischen Beruf sehen, wie Dr. Michael Wilson es ausdrückt. Die medizinische Aufgabe wäre dann die, der Schwester zu helfen, die für die Leute sorgt, wenn sie krank sind, und nicht so sehr die, daß Krankheiten durch technologisches Können angegangen werden, wobei dann die Schwester Assistent des Arztes ist. Außerdem verlangt Pflege nicht unbedingt professionelles Können. Gefragt ist Einfühlungsvermögen, getragen von Liebe. Das schließt Vertrauen, Verläßlichkeit, Annahme und Humor ein, Eigenschaften, die man im Volk Gottes erwarten kann, denn dies sind die Gaben des Heiligen Geistes, die uns von dem unersättlichen Verlangen nach Verbrauchsgütern und von der Herrschaft des Kalenders und der Uhr befreien können.

Die Kirche ist sich lange der ständigen Notwendigkeit der Erneuerung bewußt gewesen. Da sie in der Welt der Geschichte lebt, ist sie allzuoft den Versuchungen der Welt zum Opfer gefallen. Gehorsam dem Evangelium gegenüber erforderte schon immer Bekehrung und Erneuerung, und deshalb muß die Kirche die Annahme in Frage stellen, daß der Zugang zu Gesundheit durch den Arzt gegeben ist, der allein die Erlaubnis erteilt, daß man in das System aufgenommen wird. Es ist auch ihre Pflicht, den Götzendienst zu hinterfragen, wenn »Leben« abstrakt gesehen wird und die Erhaltung und die Verlängerung dieses Lebens das Ziel der Medizin ist ohne Rücksicht auf Kosten, Schmerzen und Sinnlosigkeit. Aber es ist nicht nur unsere Aufgabe, herauszufordern. Kirche muß in sich selbst die Gemeinschaft finden, die Heilung bringt, eine Gemeinschaft, die wahre liebende Pflege möglich macht, eine Gemeinschaft, die jene bestärkt, die jetzt lernen müssen, ihre eigene Gesundheit in die Hand zu nehmen. Wenn ein diszipliniertes Leben die Lebenserwartung auch verlängern kann, so ist es doch die Hingabe an den Heiligen Geist, die uns ganz macht. Dann werden wir in der Dynamik von zwischenmenschlichen Beziehungen als geisterfüllte Jünger entdecken, was es bedeutet, die heilende Kirche zu sein.

Anmerkungen

1 The End of Medicine, John Wiley & Sons, New York 1975
2 Crucible, Anglican Board of Social Responsibility, London, January–March 1980, S. 19–24, Dr. Anthony Bird
3 CONTACT 1980, No. 1, Institute of Religion and Medicine

Anhang I

Auszüge aus der 2. Tübinger Konsultation »Gesundheit – medizinische und theologische Aspekte«.

Über den Tod

(Schwester Mary Luke, Ärztin und römisch-katholische Schwester)

»Was kann eine solche Betrachtung einiger Dimensionen des Geheimnisses des Todes beitragen für die gegenwärtigen Überlegungen der medizinischen Praxis? Muß der Tod eine peinliche Angelegenheit bleiben in unseren Gemeinden und in unseren Hospitälern? Gibt es Raum für einen radikalen Wandel in unserem Verhalten? Sollten wir darauf bestehen, daß ein Mensch, wenn nötig, dazu gebracht wird, die Wahrheit zu erfahren, daß er sich dem Tode nähert? Sicher ist es nicht nur eine Sache von professioneller Ehrlichkeit, sondern ein christliches Privileg, einem Menschen in der letzten Phase seines Lebens beizustehen, so daß er mit dem ganzen Reichtum an Freiheit, dessen er fähig ist, leben und sterben kann. Dazu gehört die beste technische Medizin, Schmerzen unter Kontrolle zu halten (wenn nötig mit Hilfe von Spezialisten auf diesem Gebiet), ohne ihn seiner psychologischen Freiheit zu berauben. Es kann jedoch ein Stadium kommen, wo es gerechtfertigt ist, sein Bewußtsein etwas zu dämpfen, um seine Schmerzen zu erleichtern. Unsere medizinischen Fortschritte sind ein Ausdruck des Sieges, den Christus für die Erlösung der Welt gewonnen hat. Unsere Verpflichtung ist eindeutig die, Leiden zu mildern, wie auch dem Menschen zu helfen, die Befreiung, die dadurch erlangt ist, in Würde zu gebrauchen. Es gibt keinen Platz für eine falsche Pietät, die sich in ungebundener medizinischer Praxis ausdrückt oder auch in der Furcht davor, Leiden zu erleichtern, wo es möglich wäre. Auch sollte es keine Angst geben aufgrund des obigen Konzeptes von Leben und Tod, das Leben mit allen vertretbaren Mitteln zu erhalten, bis es keine Hoffnung mehr darauf gibt, daß persönliches Leben weitergehen kann. Ein anderer zu erwägender Punkt wäre der, daß medizinische Mittel anders verteilt werden müssen, um einer ganzheitlichen Sicht der Sorge für den Menschen während des ganzen menschlichen Lebens Ausdruck zu verleihen und dadurch eine positivere Haltung der geriatrischen Praxis gegenüber zu gewinnen.

Vielleicht müßte unsere Hospital-Terminologie und unsere Hospital-Organisation neu durchdacht werden? Ein sterbender Mensch ist weder ein Versagen des Hospitals noch ein Fall von Krankheit vor dem Ende, sondern ein Mensch, der seinem Tod entgegengeht (wie der Menschensohn fortlebte, um zu sterben) und sich damit dem wichtigsten Augenblick seines Lebens nähert, in dem alles zusammengefaßt wird, was er ist. Es ist wahr, daß der Tod ein Zeichen der noch andauernden Gegenwart des Bösen in der Welt ist und in diesem Sinne eine therapeutische Niederlage; aber wir haben gesehen, sogar Leiden und Tod können im Lichte des Kreuzes und der Auferstehung Wege zum Sieg werden.

Ein sterbender Mensch braucht nicht nur Freundlichkeit, sondern Gemeinschaft. Kein Mensch stirbt als einzelner, sondern als einer in einem Netzwerk von menschlichen Beziehungen – letztlich in Solidarität mit allen Menschen. Es gibt Hospitäler, in denen das Konzept der Gemeinschaft mit den Sterbenden Ausdruck findet. Dies ist sicher eine reiche christliche Idee (mit Konsequenzen für die Kirche) und eine Herausforderung für die medizinische Praxis. Eine positive Einstellung zum Tod muß bei jedem Mitglied des Personals in einem solchen Hospital dasein (auch wenn sie selten ausgesprochen wird). Der erzieherische Wert einer solchen Gemeinschaftseinstellung kann außerordentlich groß sein und sollte den Sterbenden und auch den Angehörigen helfen, die an ihrem Tod emotional beteiligt sind, so daß sie Hoffnung haben und nicht verzweifeln, echten Frieden finden statt einer Haltung von grollender Resignation oder sogar Ablehnung. Auf diese Weise könnte aus dem Tod des einen ein neuer Reichtum des Lebens entstehen. Für die Hinterbliebenen ist das altgewohnte Leben zerbrochen, weil einer von denen, die einen Teil davon ausmachten, nun nicht mehr da ist. Aber aus dieser Desintegration sollte in der notwendigen Zeit der Trauer eine neue Synthese erwachsen, wenn das Ich die Tatsache angenommen hat (und die Beerdigungsliturgie sollte bei diesem Prozess helfen). So kann nicht nur der Tod, sondern auch die Trauer kreativ sein.

Was ist dann mit dem herannahenden Tod eines Arztes? Die neue positive Haltung zum Tod sollte ihm nicht nur in seiner Beziehung zu denen helfen, denen er dient, sie könnte ihm auch in seiner eigenen Angst beistehen. Kann er seinen Tod als Ende seines Diener-Seins sehen? Zuletzt wird er, wie der andere leidende Knecht, selbst in einem Meer von Leiden sein, das er sich mühte zu lindern. Wir können sicher sein, daß Christus, der unser Leid getragen hat, ihm in seinem letzten Werk der Gleichwerdung mit Christus stärken wird.

Vor allem aber ersteht aus einer positiven und kreativen Schau des Todes eine Perspektive von schöpferischem Leben, wenn aus dem Grundstoff der Situation das Material gesammelt wird, durch das wir frei in Christus unter dem Einfluß des Heiligen Geistes auf den Ruf des Vaters antworten dürfen.

Die göttliche Pädagogik zeigt überall Kontraste: Durch die Erfahrung des Todes eines geliebten Menschen oder durch die Tiefe unseres eigenen Leidens können wir durch seine Gnade zu einer tieferen Sicht von Leben und Gesundheit kommen, wenn wir beides als sein Geschenk ansehen und als einen Ruf zur volleren Antwort auf seine Liebe in der menschlichen Gemeinschaft. Denn wir leben und sterben nicht für uns selbst, sondern wir müssen ohne Zweifel Menschen für andere sein, wir müssen sterben, damit andere durch unseren Tod oder unser Leben ein erfülltes Leben haben und daß andere aus unserem Leben etwas bekommen, mit dem sie vollkommener in Christus zum Vater gehen können.«

Gesundheit und die Gemeinde
(Dr. R. A. Lambourne, Arzt und andere)

»Unser Verständnis von Gesundheit der christlichen Gemeinschaft setzt voraus daß die Gemeinde eine Experimentiergruppe wird, die versucht, herauszufinden, was Gott in der jeweiligen Situation tut. Wir müssen darauf achten, wo etwas wächst in dem Leben der Gemeinschaft, und wir müssen weiteres Wachstum fördern. Die Basis für jedes Experiment ist die versammelte Gruppe, in der jedes Glied sowohl seine Schwachheit als auch seine Stärke annimmt; es ist ja so, daß dort, wo Wachstum ist, auch Schwachheit und Unreife ist.« (S. 41)

»Unsere gemeinschaftsbezogene und aktionsbetonende Sicht der Gesundheit der Gemeinde zeigt sie als den Ort, wo Menschen wirksame Zeichen des Evangeliums werden. Das geschieht dadurch, daß sie einander annehmen, alles gemeinsam haben, auch ihre negativen Seiten und dabei wenigstens versuchsweise zeigen, daß aus relativ Gutem und aus relativ Bösem positiv Gutes gemacht werden kann. Das Evangelium verkündet, daß Gott uns durch Christus schon angenommen hat und daß wir so voll Dankbarkeit uns daran machen können, für unseren Nächsten zu leben im Vertrauen darauf, daß wir dabei alle gewandelt werden. Es ist wichtig anzumerken, daß bei der gemeinschaftsbezogenen tätigen Sicht von Gesundheit und Erlösung in der Gemeinde der Schwerpunkt der Veränderung verschoben wird, so daß er nicht beim Einzelnen, sondern in den Beziehungen liegt.« (S. 43)

»Die heilende Gemeinde wird, wenn sie objektiv die Gesundheitsbedürfnisse von anderen sieht und auch den Dienst, um diese Bedürfnisse zu befriedigen, lernen, daß Gesund-Sein in dieser Welt bedeutet, daß man die Tatsache anerkennt, daß nicht jede Gruppe oder Nation das Recht auf uneingeschränkten Gebrauch von Mitteln hat, wenn das bedeuten würde, daß weniger Mittel zur Heilung für andere da sind. Wenn es zu dieser bewußten Zurückhaltung kommt, wird das christliche Verständnis von Opfer wieder Eingang in das christliche und säkulare Verständnis von Gesundheit finden.« (S. 48)

Implikationen für die Medizin
(Dr. T. F. Davey, Arzt)

»Das gewöhnliche dualistische Verständnis des Menschen zeigt sich im Bestehen von zwei parallelen Institutionen, von denen beide um die Person einer professionellen Figur zentriert sind. Der Kleriker und der Arzt, jeder Meister in seinem Feld, trägt seine besondere Kleidung, arbeitet in seinem Gebäude mit seinen Assistenten und mit seinem Ritual von Wort und Symbol und ist umgeben von einer traditionsgeladenen und Eingeweihten vorbehaltenen Atmosphäre seiner Institution. Um diese Professionellen versammeln sich die Menschen, die entweder nach Gesundheit des Leibes oder der Seele suchen. Im Hospital wird der Pfarrer als privilegierter Außenseiter geduldet, und es ist ihm erlaubt, das zu tun, was man als seine nutzlose, aber unverzichtbare Pflicht betrachtet; in der Kirche kann der Arzt vielleicht Kindergottesdiensthelfer sein, aber als Arzt hat er keine besondere christliche Bedeutung.« (vgl. R. A. Lambourne in »Ärztlicher Dienst im Umbruch der Zeit«, S. 65–66)

»Diese Zweiteilung stellt, auch wenn sie hier überspitzt ist, eine böse Verzerrung des biblischen Verständnisses des Menschen dar. Diese Vorstellung muß überwunden werden; dafür muß eine Beziehung geschaffen werden, die die Einheit des Menschen als Person und das Wesen der christlichen Gemeinde und einer heilenden Gemeinschaft glaubwürdiger zum Ausdruck bringt.« (S. 62)

Die Medizin der Armut

(Dr. Aart van Soest, Arzt)

»Westliche Kirchen waren sich der Tatsache oft nicht bewußt, daß nicht nur in der Liturgie, in der Auswahl von Kirchenliedern und in der Kirchenarchitektur ein unerlaubter Export von Konzepten stattgefunden hat. Das Hospital als die hauptsächliche, wenn nicht die einzige Möglichkeit für Gesundheitsdienste sowohl für den Einzelnen als auch für die ganze Gemeinschaft, ist ein gutes Beispiel für diesen Trend. Aber aus den Gegebenheiten wird sehr klar, daß das isolierte Hospital *keine* gute Lösung für die Gesundheitsprobleme ist, vor allem weil die ganze Infrastruktur, die im Ursprungsland das System möglich macht, in den Entwicklungsländern weithin fehlt. Zu dieser Infrastruktur gehören Straßen, Abfallbeseitigung, eine gebildete Schicht, Distrikt-Schwestern, Allgemeinärzte und vieles andere. Landwirtschaftliche und auch erzieherische Aspekte komplizieren das Problem. Es wurde das Argument vorgebracht, daß mit den limitierten Summen an Geld eine andere Art von medizinischer Versorgung wirksamer wäre. Man macht es sich zu einfach, wenn man die Lösung darin sieht, daß man von kurativer zu präventiver Medizin übergeht. Die letztere kann ohne die erstere nicht existieren, ohne dem christlichen Verständnis von menschlicher Gesundheit unrecht zu tun. Mit großer Begeisterung wurden in vielen kirchlichen und auch in säkularen Institutionen Methoden ausgearbeitet, die mit Erfolg das Problem angehen. Diese »Medizin der Armut« bietet für Kirchen in reichen und in armen Ländern viele Möglichkeiten zu handeln. Aktive Beteiligung der Gemeinde kann auf jeder Ebene eine gute und praktikable Realität werden. Es ist für die Kirche eine besondere Möglichkeit, an dieser Entwicklung teilzunehmen. Es sollten experimentelle Programme entweder ganz neu oder in Beziehung zu bestehenden Hospitälern eingerichtet werden, und es sollte keine neue medizinische Arbeit aufgenommen werden, die nicht voll und ganz die Möglichkeit aufnimmt, die uns auf diesem Feld gegeben sind. Es sollten Gelegenheiten geschaffen werden, medizinisches Personal in dieser neuen Sicht von medizinischen Problemen auszubilden. Zu gleicher Zeit sollten Kirchen in Entwicklungsländern bedenken, wie sie die Gemeinden von ihren unrealistischen Forderungen nach einer Medizin abbringen können, die ihren Bedürfnissen eigentlich nicht entspricht und die der

Gemeinde keine Möglichkeit gibt, aktiv an dem heilenden Dienst der Kirche teilzunehmen.

Es gibt viele Gelegenheiten, hier zu experimentieren. Dabei können Methoden, die in Entwicklungsländern und in reichen Ländern versucht wurden, angewandt werden. Z. B. könnten kirchliche Hospitäler ein Trainingsprogramm für die vielen Verwandten und Besucher beginnen, die die Patienten begleiten (die Möglichkeit, gesunde Besucher im Hospital zu unterrichten, ist nicht auf Entwicklungsländer beschränkt!). Mitglieder der Ortsgemeinde könnten dabei eine bedeutende Rolle spielen. Wenn es nutzbares Land um das Hospital herum gibt, könnte das Konzept einer »Heilung des Landes« sichtbar gemacht werden. In dieser Beziehung könnte die Kirche leichter die Möglichkeit wahrnehmen, landwirtschaftliche, erzieherische und medizinische Kräfte zu kombinieren. Solche Kombinationen könnten für größere Regierungsprogramme von großem Wert sein.«

Anhang II

Teilnehmerliste der »Advisory Study Group«:

Kofi Appiah-Kubi, Ghana
Dr. R. Nita Barrow, Barbados, früher Genf
Dr. Hans-Jürgen Becken, Stuttgart
Prof. Dr. Jürgen Bierich, Tübingen
Prof. David E. Jenkins, University of Leeds, Großbritannien
Dr. Margret Marquart, Tübingen
Dr. James Mathers, Großbritannien
James C. McGilvray, Großbritannien, früher Genf und Tübingen
Dr. Ronald W. McNeur, USA
Mrs. Jeanne Nemec, Genf
Dr. Eric Ram, Genf, früher Miraj, Indien
Prof. Dr. Dietrich Rössler, Tübingen
Dr. Martin Scheel, Tübingen
Dr. Joachim Schwarz, Bad Boll
Dr. Michael Wilson, Großbritannien

Inhalt

Informationen zum Thema können angefordert werden bei:
Deutsches Institut für ärztliche Mission
Paul-Lechler-Straße 24 · 7400 Tübingen

Bücher von Ingeborg Drewitz und Helmut Gollwitzer Texte der Gustav-Heinemann-Initiative

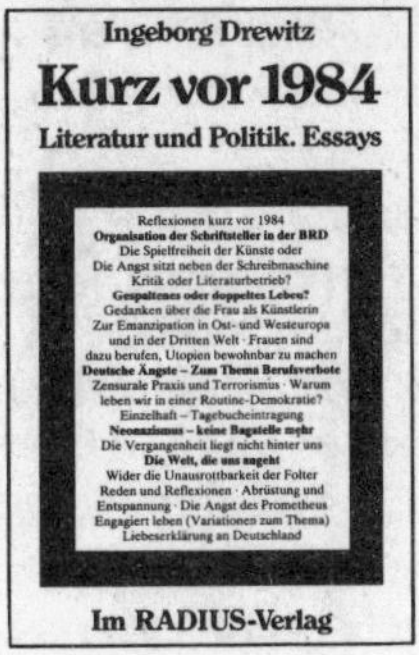

Ingeborg Drewitz
Kurz vor 1984
Literatur und Politik.
Essays.
220 Seiten, Gebunden

Schatten im Kalk
Lyrik und Prosa aus dem Knast. Zusammengestellt und herausgegeben von Ingeborg Drewitz
140 Seiten, Paperback

*

Helmut Gollwitzer
Fr.-W. Marquardt
Claus-Dieter Schulze
. . . aus der Sklaverei befreit
Zwölf Predigten zu den Zehn Geboten
128 Seiten, Paperback

Helmut Gollwitzer
Argumente
Texte aus vier Jahrzehnten
128 Seiten, Paperback

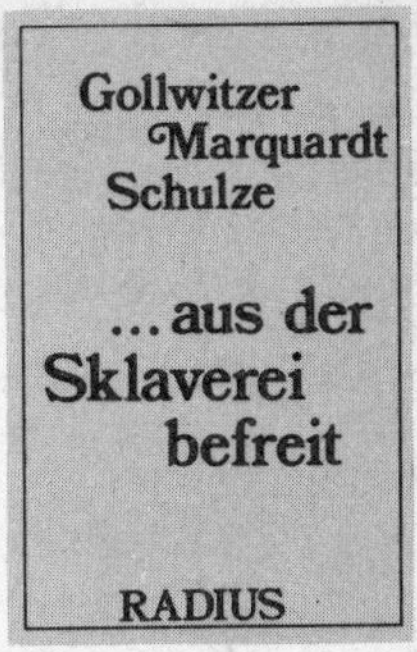

Helmut Gollwitzer
Rolf Rendtorff
Nathan Peter Levinson
Thema:
Juden – Christen – Israel
Ein Gespräch
2. Auflage, 128 Seiten,
Paperback

*

Texte der Gustav-Heinemann-Initiative:

Wer macht unsere Zukunft? Sind wir nur Marionetten?
96 Seiten, Paperback

Bürgerfreiheit gegen Obrigkeitsstaat
80 Seiten, Paperback

Bekommen wir eine andere Republik?
60 Seiten, Paperback

Im RADIUS-Verlag
Kniebisstr. 29 · 7000 Stuttgart 1